AF474134

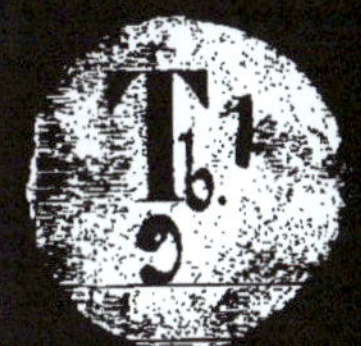

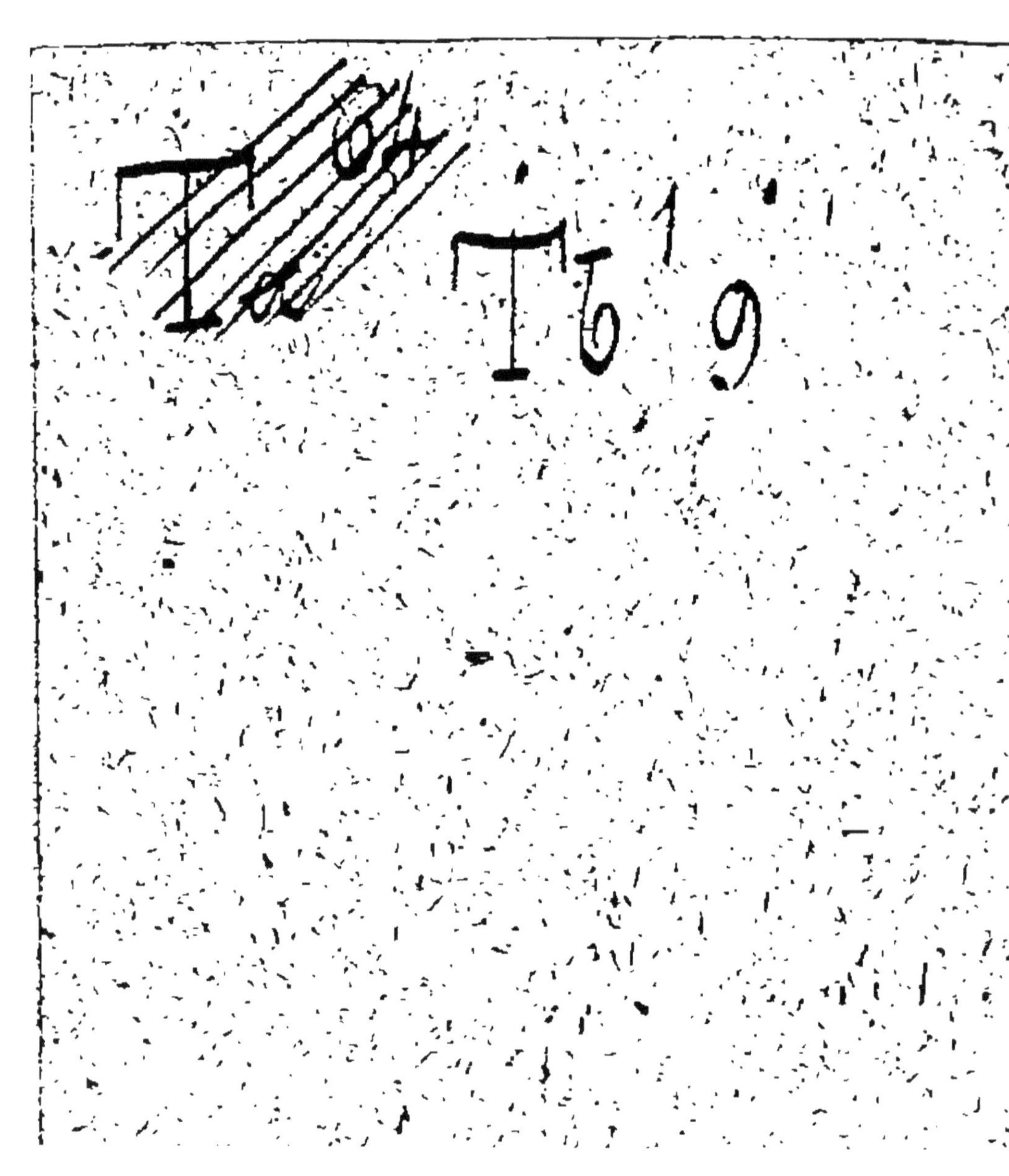

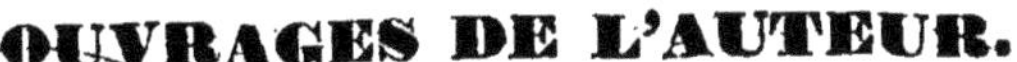

OUVRAGES DE L'AUTEUR.

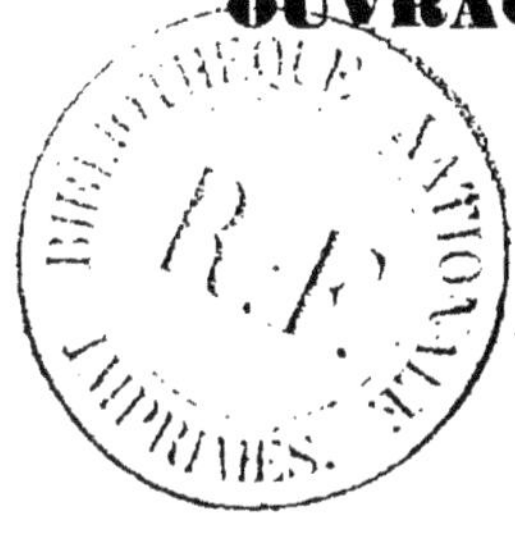

« On n'aura jamais une Bibliographie complète, » ayant toute la précision désirable, si chaque Au- » teur ne place pas, en tête de ses publications, la » *Note exacte de tous ses écrits antérieurs.* »

(H. Kühnholtz.)

1. Réflexions sur la Nécessité de la Physiologie dans l'Etude et l'Exercice de la Médecine, présentées à l'Ecole de Santé de Montpellier. — Montpellier, an V, in-8., de 68 pages.
2. Observations sur quelques points de l'Anatomie du Singe Vert, et Réflexions physiologiques sur le même sujet. — Paris, 1804, in-8., de 100 pages.
3. Traité des Hémorrhagies. — Paris, 1808, in-8., de x-403 pages.
4. Nouvelles Remarques sur les Hernies Abdominales (1811). — In-8., de 30 pages.
5. Conseils sur la manière d'étudier la Physiologie de l'Homme, adressés à MM. les Elèves de la Faculté de Médecine de Montpellier. — Montpellier, 1813, in-8., de 137 pages.
6. Exposition de la Doctrine de Barthez, et Mémoires sur la vie de ce Médecin. — Montpellier, 1818, in-8., de 484 pages.
7. Réponse à la Lettre de M. le Docteur Cazaintre, sur un cas de *Transposition des Sens.* — Montpellier, 1827, in-8., de 30 pages. (Extr. des *Ephémér. Médic. de Montp.*)
8. Réflexions sur quelques points de la Théorie de la Vision. — Montpellier, 1827, in-8., de 37 pages. (*Idem.*)
9. Du Dialogisme Oral dans l'Enseignement public de la Médecine. — Montpellier, 1828, in-8., de 76 pages. (*Idem.*)
10. Cours de Physiologie Philosophique, rédigé par le Dr Kühnholtz (dans la *Gaz. Méd. de Paris*, an 1830, nos 10, 12, 14, etc.)
11. Deux Leçons de Physiologie, faites en 1832, rédigées, d'après les notes manuelles de l'Auteur, par le Dr Kühnholtz (sur le *Vitalisme*), in-8., de vj-37 pages.
12. Essai sur l'Iconologie-Médicale, ou sur les Rapports d'Utilité qui existent entre l'Art du Dessin et l'Etude de la Médecine. — Montpellier, 1833, in-8., de xv-296 pages.
13. Douze Leçons de Physiologie sur les fonctions privées du Système Musculaire chez l'Homme. — Montpellier, 1836, in-8., de 152 pages. (Extr. du *Journ. des Scienc. Médic. de Montp.*, publié par MM. Rousset et Trinquier, 1834.)

14. De la *Perpétuité de la Médecine*, ou de l'Identité des Principes Fondamentaux de cette Science, depuis son établissement jusqu'à présent.— Paris et Montpellier, 1837, in-8., de 321 p.

15. Première Leçon du Cours de Physiologie de 1838-1839 : sur la Nécessité d'étudier les CAS RARES, pour le perfectionnement de la Science de la Nature Humaine. — Montpellier, 1840, in-8., de 36 pages. (Extr. du *Journ. de la Soc. de Méd. Prat. de Montp.*)

16. *Sur la Philosophie Médicale de Montpellier*, à l'occasion de *Fragments de Philosophie*, de William HAMILTON ; trad. par M. L. PEISSE. — Montpellier, 1840, in-8. (*Idem.*)

17. Première Leçon du Cours de Physiologie fait en 1840 : *Le vrai fondement de la Médecine est la Réunion de l'Anatomie et de la Métaphysique de l'Homme.* — Montpellier, 1841, in-8., de 27 pages. (*Idem.*)

18. Ébauche du plan d'un Traité complet de PHYSIOLOGIE HUMAINE, adressée à M. CAIZERGUES, Doyen de la Faculté de Médecine de Montpellier. — Montpellier et Paris, 1841, in-8., de 155 p.

19. Apologie de l'Ecole Médicale de Montpellier, en réponse à la Lettre écrite par M. PEISSE à M. LORDAT, insérée dans le N° 8 (1841) de la *Gaz. Médic. de Paris.* — Montpellier, 1842, in-8., de 73 p. (Extr. du *Journ. de la Soc. de Méd. Prat.*)

20. Extrait d'une Leçon faite sur les Vices de l'Instinct, in-8. — (1841), de 7 pages.

21. Deux Leçons du Cours de Physiologie de 1841-42 : *Les lois de l'Hérédité Physiologique sont-elles les mêmes chez les Bêtes et chez l'Homme?* — Montpellier, 1842, in-8., de 36 pages.

22. *Analyse de la Parole* pour servir à la Théorie de divers cas d'*Alalie* et de *Paralalie* (de Mutisme et d'Imperfection du parler), que les Nosologistes ont mal connus. — Montpellier, 1843, in-8., de 65 pages.

23. Leçons sur la Question de l'Intelligence des Bêtes. — Montp., 1843, gr. in-8., de 44 pag. (Extrait de la *Revue du Midi.*)

24. Essai d'une Caractéristique de l'Enseignement Médical de Montpellier, etc. — Montpellier, 1843, grand in-4., fig.

25. Preuve de l'Insénescence du Sens Intime de l'Homme, et Application de cette vérité à la détermination du Dynamisme Humain, à la comparaison de ce Dynamisme avec celui des Animaux, et à l'appréciation des résultats de certaines Vivisections. — Montp. et Paris, 1844, in-8., de 396 pages.

26. Proposition d'une *Fête Médicale Jubilaire* pour l'année 1850, à l'instar des Solennités à grande distance *célébrées par les Anciens.* — Montpellier, 1845, in-8., de 36 pages.

27. Réflexions sur l'utilité qu'il peut y avoir à joindre la POÉSIE LYRIQUE à la pompe du *Jubilé Médical de Montpellier*, projeté pour 1850. — Montpellier, 1845, gr. in-8., de 53 pages.

28. De la nécessité de créer, dans chaque Faculté de Médecine, une CHAIRE DE PHILOSOPHIE NATURELLE INDUCTIVE, d'abord

pure, ensuite appliquée à l'*Etude de la Constitution de l'Homme*, à la *Théorie des faits médicaux*, et à la *Critique des Systèmes exposés dans l'Histoire de la Médecine, depuis* HIPPOCRATE *jusqu'à ce jour*.—Montpellier, 1846 : 1re LETTRE, in-8., de 68 pages, à M. le Profr BOUILLAUD; 2e LETTRE, in-8., de 108 pages, à M. Victor COUSIN; 3e LETTRE, in-8., de 82 pages, à M. DONNÉ.

29. Commentaire sur divers passages des Disours prononcés à la Chambre des Pairs en 1847, lors de la discussion du projet de la Loi Médicale de M. DE SALVANDY; passages qui se rapportent aux intérêts de la Faculté de Médecine de Montpellier. — Montpellier, 1848, in-8., de 124 pages.

30. Extrait de la dernière Leçon du Cours de Physiologie fait à la Faculté de Médecine de Montpellier (1846-47), sur la Doctrine de l'Alliance des Deux Puissances du Dynamisme Humain; Leçon dont l'objet principal a été la THÉORIE DE L'ÉTHÉRISATION. — Montpellier, in-8., de 28 pages.

31. De la DIGNITÉ DE L'ANTHROPOLOGIE. Discours d'ouverture du Cours de Physiologie fait à la Faculté de Médecine dans l'année scolaire 1849-50. — Montpellier, 1850, in-8., de 26 pages.

32. Que l'étude des Passions Humaines ne pourra être réellement médicale, qu'en tant qu'elle sera une partie intégrante de la Doctrine de l'Alliance des Puissances Dynamiques de l'Homme. — Discours d'ouverture du Cours de Physiologie fait à la Faculté de Médecine, dans l'année scolaire 1850-51. — Montpellier, 1851, in-8, de 24 pages.

33. Idée Pittoresque de la Physiologie Humaine Médicale enseignée à Montpellier. — Montpellier, 1851, in-8.

INTENTIONS DIDACTIQUES

QUI PRÉOCCUPAIENT LE PROFESSEUR **LORDAT**

LORSQU'IL FAISAIT LES QUINZE LEÇONS

RÉUNIES SOUS CE TITRE :

IDÉE PITTORESQUE

DE LA PHYSIOLOGIE HUMAINE MÉDICALE

ENSEIGNÉE A MONTPELLIER.

MONTPELLIER,

IMPRIMERIE DE RICARD FRÈRES, PLAN D'ENCIVADE, 3.

1851.

INTENTIONS DIDACTIQUES

QUI PRÉOCCUPAIENT L'AUTEUR DE L'IDÉE PITTORESQUE

DE LA

PHYSIOLOGIE HUMAINE MÉDICALE

ENSEIGNÉE A MONTPELLIER,

LORSQU'IL FAISAIT LES QUINZE LEÇONS RÉUNIES SOUS CE TITRE.

Les quinze Leçons que j'ai faites dans la Faculté de Médecine de Montpellier en 1848-49, et qui ont été publiées, les années suivantes, dans la *Gazette Médicale* de la même ville, rédigée par M. Chrestien, ont eu pour objet spécial de présenter, sous une forme moins commune qu'à l'ordinaire, quelques tendances logiques de la Science de l'Homme qui sont la base de notre enseignement, et qui font une sorte de protestation contre certaines opinions arbitraires non encore abandonnées, et très-nuisibles à l'Art salutaire. Entre les idées qui me préoccupaient, et qui m'assiégent encore, je désire que le Lecteur porte son attention sur les suivantes, qu'il les considère comme des signalements de *toute* notre didactique, non-seulement de la doctrinale, mais encore de la pratique.

Je m'arrête à six objets qui me paraissent les plus urgents par rapport à l'état actuel de la Science.

I. Notre adoption de la Philosophie Naturelle Inductive, et notre éloignement pour les théories hypothétiques ; par conséquent notre aversion pour l'Organicisme.

II. Mes voeux pour que les Professeurs de Philosophie des Lycées et des Facultés des Lettres reconnaissent et enseignent la réalité de l'Ordre *Vital*, distinct d'avec l'Ordre *Physique* et d'avec l'Ordre *Intellectuel*, et qu'ils prescrivent les règles exactes de la recherche des causes de ce premier Ordre.

III. Un vœu pareil pour qu'ils apprécient à une véritable valeur les opérations mentales appelées *Nominalisme*, et *Réalisme*, que l'on a voulu regarder comme des *opinions* opposées, et qui, en Logique, sont des procédés de l'entendement également légitimes, et également utiles en temps et lieu.

IV. La convenance que je crois apercevoir à ce

que le Vitalisme discute avec les sectes, s'il est vrai, comme on le dit, qu'elles commencent à le comprendre, et qu'elles tombent dans un décourageant scepticisme par rapport à leurs propres doctrines.

V. Aperçu ou possibilité d'une Nosologie Naturelle déduite des connaissances acquises dans notre École sur la Constitution de l'Homme.

VI. Utilité, et je dirais presque nécessité, de donner à la Physiologie humaine médicale le nom d'*Anthropologie* suivant l'acception radicale et étymologique, pour que l'Enseignement dont je suis chargé se montre avec toute son indépendance, et qu'il ne soit ni envahi par la Physiologie générale et bestiale ; ni séparé de l'Anatomie humaine qui en est une partie intégrante ; ni étranger à la Psychologie qui est la moitié indivisible de la Doctrine du Dynamisme de l'Homme ; ni présumé une connaissance inférieure en dignité à la considération des races humaines, laquelle est un point d'histoire naturelle qui a sa place honorable, mais très-bornée, dans la vaste et auguste science du Microcosme.

I.

Notre adoption de la Philosophie Naturelle Inductive, notre éloignement pour les théories hypothétiques, et par conséquent pour l'Organicisme.

Je ne songe guère à combattre le Matérialisme de Cabanis, parce qu'il me paraît trop absurde pour mériter une réfutation. L'Organicisme des modernes, en tant qu'il prend la forme du Cartésianisme, n'est pas plus conforme à la raison : mais il est moins révoltant.

Le premier attaque directement ce qu'il y a pour nous de plus cher, de plus noble, de plus sacré : nos affections légitimes, notre intelligence, le sentiment de notre supériorité, et par conséquent notre rang et nos espérances. Le second prétend ne vouloir point porter la moindre atteinte aux prérogatives de l'Ame pensante, et il se contente de soutenir que la Vie de l'homme, la formation de ses instruments, l'accroissement de son système corporel, son entretien, sa conservation, ses dégradations, les viciations de son mécanisme, ses réparations spontanées, sont les effets nécessaires des lois physiques, et par conséquent des phénomènes explicables par les principes de la Mécanique, de la Chimie, et par les doctrines des Agents impondérables.

La première hypothèse heurte le bon sens et scandalise l'Ame. L'autre n'attaque pas directement la Morale, mais elle est en opposition avec la Logique la plus saine : elle s'obstine à substituer sans cesse des suppositions aux déductions tirées des faits ; et par conséquent à proposer une pratique qui, si elle est conséquente, est contraire à celle qui découle de l'observation, et qui, si elle est conforme à l'expérience, fait la censure de sa théorie.

Notre Philosophie Naturelle fait contraste avec celle des Organiciens. Cette disparate est celle que FONTENELLE fait remarquer entre NEWTON et DESCARTES. Quelque désir que le panégyrique eût de faire prévaloir la Philosophie de DESCARTES, le monde savant a préféré le parti opposé. Si, dans la République Médicale, la majorité est encore pour FONTENELLE, à qui la faute ? Je l'ai souvent dit : c'est qu'il manque à l'Enseignement médical une Chaire de Philosophie Naturelle appliquée à la recherche des Dynamismes vivifiants, et spécialement à celle du Dynamisme Humain. . . . .

Le parallèle que FONTENELLE a fait de DESCARTES et de NEWTON peut suffire pour que tout Lecteur intelligent comprenne en quoi consiste la dissidence essentielle qui existe entre notre Anthropologie et la Physiologie des Organiciens. Rappelons quelques traits de ce parallèle, et commentons-les, pour qu'on aperçoive aisément les résultats de leurs applications aux doctrines respectives que je compare.

DESCARTES, « prenant un vol hardi, a voulu se » placer à la source de tout, se rendre maître des » premiers principes par quelques idées claires, et » fondamentales, pour n'avoir plus qu'à descendre » aux phénomènes de la Nature, comme à des con- » naissances nécessaires. » — NEWTON, « plus timide, » ou plus modeste, a commencé sa marche par s'ap- » puyer sur les phénomènes pour remonter aux prin-

» cipes inconnus, résolu de les admettre quels que » les pût donner l'enchaînement des conséquences.»

Ces deux méthodes de philosopher, qui sont désignées aujourd'hui par les dénominations : la première, de *méthode à priori*, ou *synthétique*, et la seconde, de *méthode inductive*, ou *analytique*, sont celles que DESCARTES et NEWTON ont respectivement préférées dans ce même ordre, pour la Philosophie Naturelle. BACON reconnaissait l'utilité des deux méthodes, mais il en conseillait l'emploi pour des buts fort différents. La méthode *à priori* lui paraissait excellente pour l'exposition et l'enseignement des sciences morales et politiques, et pour toutes celles que les hommes ont instituées. Les lois, les règles, les jeux, les constitutions des corporations militaires, industrielles, religieuses, sont fondés sur des idées générales clairement conçues. Les applications pour les cas particuliers doivent être les conclusions d'un syllogisme. — Mais quand il s'agit d'aller à la recherche des causes des phénomènes naturels, d'interpréter la Nature, d'en pénétrer les intentions causales au moyen des effets qui tombent sous nos sens : le syllogisme ne nous est d'aucune utilité; les faits groupés au moyen d'analogismes qui sont presque des divinations, et que l'on nomme des inductions, nous amènent quelquefois à des principes d'action très-différents de ceux qui nous étaient familiers, et par conséquent à multiplier les causes.

Quand nous sommes obligés d'interpréter la Nature, prétendre établir *à priori* des causes supposées pour essayer d'en tirer mentalement un monde, dans l'espérance d'obtenir un résultat logique pareil au monde réel : ce n'est pas philosopher, c'est poétiser mal à propos. *Se rendre maître de premiers principes par quelques idées* créées spontanément, *claires et fondamentales* : ce n'est pas fonder une science, c'est bâtir des hypothèses ; c'est construire des châteaux de cartes sur du sable.

Dans ces mêmes conditions, étudier consciencieusement les faits réels de la Nature ; en déduire par l'intelligence des causes caractéristiques, toujours distinguées d'après leurs effets ; grouper mentalement ces causes, réunir et comparer les groupes, et faire subir à leur liste une opération pareille à celle que les Algébristes appellent la *réduction* (1) : cela peut proprement s'appeler μαθήσομαι, s'instruire scientifiquement, acquérir une connaissance et en com-

---

(1) *La réduction d'une équation* « consiste à faire évanouir d'une équation les quantités superflues, et à séparer les quantités connues des inconnues, pour que chaque équation respective soit enfin réduite à ses plus simples termes, et tellement ordonnée que les quantités connues puissent faire seules un membre de l'équation, et les inconnues l'autre membre. » SEVERIEN, Dict. de Mathématiques.

prendre les notions abstraites, en distinguant d'une part celles de ces notions qui sont identiques avec celles déjà connues, d'une autre part celles qui méritent une étude spéciale et un nom caractéristique.

D'après les différences qui existent entre ces deux méthodes de la Philosophie Naturelle, est-il permis d'accepter les appréciations respectives des deux esprits qui s'en sont servis, et que FONTENELLE compare? Est-ce *prendre un vol hardi*, que d'imaginer des cubes primitifs, leur imprimer mentalement des mouvements sur eux-mêmes, en tirer une matière subtile, des petits-corps, des tourbillons, etc.: — et est-ce *être* trop *timide* ou trop *modeste* que de procéder en Philosophie du connu à l'inconnu, et de préférer les causes expérimentales aux hypothèses? N'est-il pas plus juste de dire que le premier a trouvé plus de penchant et de plaisir à imaginer des fictions concrètes arbitraires, et l'autre plus de profit et de satisfaction à coordonner des vérités abstraites, sévères et incontestables?

Quand NEWTON fit ses *Principes Mathématiques de la Philosophie Naturelle*, il ne s'occupa que des causes naturelles susceptibles d'être étudiées au moyen des Mathématiques. Il ne porta son attention que sur des causes inanimées : s'il avait voulu ou pu faire une recherche rigoureuse des corps animés en tant qu'ils exécutent la Vie, il aurait certainement distingué, comme BACON, les causes de l'Ordre Métaphysique d'avec les causes de l'Ordre Physique, puisqu'il avait l'intention de *remonter aux principes inconnus, résolu de les admettre quels que les pût donner l'enchaînement des conséquences.*

Pour chercher la raison suffisante de la Vie des êtres animés, les Organiciens gardent et pratiquent la méthode *à priori* de DESCARTES. A Montpellier, les Médecins la repoussent, et n'étudient les causes invisibles de l'homme vivant que suivant les préceptes de la Méthode Inductive. Ils la tenaient par tradition des Livres d'HIPPOCRATE; ils ne trouvaient pas, dans le Cartésianisme, des motifs assez raisonnables pour qu'ils se crussent autorisés à renoncer à leurs habitudes. Ils ont dû sentir parfois que leur respect pour l'Antiquité les exposait à la raillerie et même au mépris, dans un temps où le présent se glorifiait de rompre avec le passé; BARTHEZ leur rendit l'immense service de leur faire connaître la démonstration logique de la Méthode Analytique Inductive. HIPPOCRATE en avait senti confusément le prix, et en avait presque instinctivement suggéré divers principes mêlés de quelques opinions de son époque. Mais, grâce à l'impulsion donnée par BARTHEZ, l'Enseignement de Montpellier a communiqué à la Physiologie Générale la solidité et la forme de la Philosophie Inductive Baconnienne; et comme notre illustre Réformateur l'avait insinuée dans toutes les parties de la Médecine Humaine, il a mérité le titre de NEWTON de l'Anthropologie.

Si l'on veut caractériser comparativement l'Organicien et le Vitaliste, comme FONTENELLE aimait à caractériser DESCARTES et NEWTON, je ne m'oppose pas à suivre le parallèle qu'il a si bien commencé. Il faut se souvenir que l'Organicisme repose sur la persuasion incroyable que la Vie des corps animés est l'effet nécessaire de l'instrumentation anatomique de la machine, des nerfs ou de la moelle : et que le Vitalisme, se fondant sur l'histoire de toute la Vie, tire de cette suite de faits si nombreux et si harmoniques l'obligation logique de reconnaître un Dynamisme différent de toutes les causes qui forment le sujet de la Physique : Dynamisme qui, loin d'agir suivant les lois infaillibles de la Mécanique, de la Chimie, des Agents impondérables, enchaîne les phénomènes simultanés et successifs par une concaténation vitale, dont les liens sont les convenances et les tendances finales.

DESCARTES part de ce qu'il entend nettement pour trouver la cause « de ce qu'il voit. » — Ce qu'il *entend nettement*, ce sont les cubes, les tourbillons, les corps qui se sont formés par les mouvements de rotation de ces cubes, et la matière subtile où ces corps nagent. Mais d'où a-t-il tiré ces conceptions ? Il n'a pas prétendu que ce fût d'une révélation divine : ce ne pouvait donc être que d'un acte spontané de l'imagination.

Quand nos Organiciens soutiennent que l'instrumentation du corps humain est le principe d'action de tous les phénomènes de la Vie, hormis la pensée; quand ils assurent qu'il n'y a pas de fonction qui ne soit le résultat de cette instrumentation; que si la goutte amorphe d'un ovule, suite de la fécondation, devient par la suite un embryon, un fœtus, un homme, c'est en vertu du mécanisme d'une instrumentation renfermée dans cette goutte, instrumentation qui n'a jamais été vue, et que l'imagination même ne peut pas configurer, mais qui doit y être, puisque *tout acte de la Vie est l'effet de l'organisation* : ces disciples de DESCARTES *entendent nettement* tout cela, sans doute, à la manière de leur maître, et ils le tirent de la même source.

« NEWTON part de ce qu'il voit pour en trouver la » cause, soit claire, soit obscure. » — Voilà qui est très-exact. Les Vitalistes ne marchent pas autrement. Mais quand la cause est obscure, après s'être bien assurés de son existence, ils ont des moyens pour la caractériser, pour la signaler, la distinguer des causes de l'ordre physique, et l'exploiter expérimentalement avec profit.

« Les principes évidents de DESCARTES ne le con- » duisent pas toujours aux phénomènes tels qu'ils » sont..... Les phénomènes ne conduisent pas tou-

» jours NEWTON à des principes assez évidents. » — Pour nous ce passage semble être une naïveté. Nous ne sommes pas surpris que les Cartésiens en général, et les Organiciens en particulier, aient souvent des mécomptes dans l'attente des phénomènes futurs : nous serions étonnés qu'il en fût autrement. Si, dans l'observation de la Vie, un Organicien compare, sur son automate fictif ou réel, les mouvements futurs avec les fonctions successives de l'être vivant, il doit arriver à tout instant, non-seulement des anachronismes, résultats infaillibles de la contingence du Dynamisme zoonomique, mais encore un désaccord complet entre les termes de la comparaison, parce que la Puissance dynamique a un progrès, des besoins propres, une spontanéité, qui sont en contraste avec les lois nécessaires du Mécanisme. De plus, si le génie de VAUCANSON a pu inventer et exécuter des mouvements pareils à des actes vitaux, l'imagination humaine est-elle capable de concevoir les fonctions vitales immanentes, les fonctions naturelles, les fonctions instinctives, les fonctions syzygiques des âges, les fonctions génératrices, pathologiques, médicatrices, etc. ? — Mais si l'Organicien ne trouve pas, dans ses *principes évidents*, des causes capables *de le conduire aux phénomènes tels qu'ils sont*, quel cas peut-il faire de sa méthode de philosopher ? Il est convaincu que ses *principes évidents* sont un rêve ; que, dans ces combinaisons mentales, il n'y a point de science. Quel nom donner à la constance de sa persuasion ?

Les résultats des recherches du Vitaliste sont d'une autre nature. Il ne recherche pas des causes semblables à celles que la Physique lui a fait connaître : il signalera et il mettra en ordre celle que la Nature lui offrira. Il ne cessera de l'envisager sous tous les points de vue où elle peut être considérée. Comme il ne l'a distinguée que d'après les effets qu'il en avait observés, s'il aperçoit que de nouveaux faits la rapprochent des causes de l'ordre physique, il la ramènera aux anciennes catégories : il n'a aucun intérêt à rien dissimuler ; les distinctions provisoires qu'il avait faites seront le sujet d'une histoire utile. Mais si des études ultérieures confirment la séparation, la connaissance de la cause s'agrandit, se fortifie, tend à devenir apodictique ; de plus, elle fournit de jour en jour des notions pratiques et fructueuses.

La marche d'une science acquise par la méthode inductive, donne à l'esprit une sorte de satisfaction habituelle, parce qu'elle nous maintient dans une certitude des idées que nous avons légitimement acquises, et qu'elle nous préserve du découragement et du scepticisme qui doivent inquiéter et affliger les Organiciens consciencieux et délicats. Il est impossible qu'ils ne soient pas humiliés dans le fond de leur âme, quand ils pensent que toute leur science est fondée sur une persuasion arbitraire.

De plus, un procédé pratique employé par un Organicien et par un Vitaliste, amène des dispositions mentales différentes respectivement. Par exemple, en Thérapeutique, nous faisons tous les jours les comparaisons numériques et statistiques des moyens antérieurement employés. L'Organicien agit par un lourd empirisme qui lui démontre chaque fois la futilité de sa croyance primitive. Le Vitaliste agit par la considération de la nature de cette Force vitale où il reconnaît la contingence, la spontanéité, les besoins ou les tendances internes des causes métaphysiques; il ne rougit pas plus de se soumettre au calcul des probabilités, que n'en rougissent les administrateurs philanthropes qui s'occupent des rentes viagères, des tontines, des retraites, des crimes, des besoins nécessaires pour les prévenir, événements tous fortuits par la nature de leurs causes.

Après m'être expliqué sur ma manière de considérer les deux méthodes principales de la Philosophie Naturelle, je n'éprouve pas en moi le désir de voir éteindre celle que je condamne : une sorte d'optimisme secret me fait désirer qu'elle se maintienne. La Secte, prétendue physiologique, qui en est l'âme, est indirectement utile : d'abord elle perfectionne chaque jour l'Anatomie humaine, dans l'espérance d'y trouver le Principe physique de la Vie. Sous ce rapport, elle rend le service que l'Ancienne Philosophie Hermétique a rendu à la Chimie. De plus, elle consigne dans les fastes médicaux les observations dont elle croit pouvoir un jour se prévaloir, et dont l'Anthropologie Inductive retire continuellement des armes pour combattre son ennemie.

II.

Mes vœux pour que les Professeurs de Philosophie reconnaissent et enseignent la réalité de l'Ordre VITAL *distinct d'avec l'Ordre* PHYSIQUE *et d'avec l'Ordre* INTELLECTUEL, *et qu'ils prescrivent les règles de la recherche des Causes de ce premier Ordre.*

La Méthode Inductive convient à la raison, mais elle déplaît à l'imagination. Les impressions des méthodes *à priori* sont en sens inverse. L'expérience nous le prouve : on sait que le Cartésianisme n'eut qu'à naître pour inonder l'Europe comme une épidémie. Il n'en a pas été de même du Baconisme : il a fallu un NEWTON pour le faire pénétrer dans la Mécanique, dans l'Astronomie et dans l'Optique; NEWTON lui-même n'a été admis qu'à l'aide de la Physique Expérimentale et de l'Encyclopédie. Pour la Chimie baconienne, je l'ai vue naître à la fin du XVIIIe siècle.

C'est dans les vingt dernières années de ce même siècle que BARTHEZ introduisit le Baconisme Newtonien dans la Science de l'Homme et dans la Médecine, et j'ai été témoin de la lenteur de ses progrès, de l'indifférence des étrangers, des aversions qu'il a inspirées dans la Capitale, et de la torpeur jalouse et ennemie de l'École même qui recevait ce bienfait.

Une chose qui m'étonnait, c'était de voir un degré sensible d'éloignement chez des personnes qui se piquaient d'Hippocratisme, d'autant que la réforme était une démonstration, une purification, et un meilleur moyen de germination d'idées qu'HIPPOCRATE, BACON, VAN HELMONT, avaient énoncées comme incontestables. Pourquoi ces Confrères étaient-ils disposés à combattre des pensées enseignées par des Auteurs qu'ils s'étaient accoutumés à respecter? Je ne puis pas me défendre d'une explication assez conforme à la connaissance que nous avons des faiblesses de l'intelligence humaine. HIPPOCRATE, BACON, VAN HELMONT, ont reconnu la Dualité de notre dynamisme. Le premier, qui admet dans l'homme une *Nature vivante* subordonnée à l'Ame raisonnable (1), considère cette cause comme une *chaleur* ou un *chaud* fort actif (2), *muni d'æther, d'air et d'eau.* — BACON, suivant son *Système Général des connaissances humaines*, reconnaît dans le Dynamisme Humain, l'Ame raisonnable qu'il appelle le *souffle divin*, et l'Ame irrationnelle, qui nous est commune avec les brutes,

---

(1) *De corde.*

(2) *Lib. de carnib.*

et qui est produite du limon de la terre; mais il imite HIPPOCRATE en s'imaginant que cette Puissance corporelle active est formée d'air, de feu, d'huile et d'eau. — VAN HELMONT, qui nomme *Archée* la Force Vitale de l'homme, et qui le distingue soigneusement d'avec l'Ame Pensante, le regarde comme un gaz analogue à je ne sais quel *sel balsamique, pénétrable et promptement évaporable par le contact du sel ammoniac et par l'esprit du salpêtre* (1). Tous les trois ont commis l'imprudence de donner à la Force Vitale une substance de leur façon, sans y être ni forcés ni autorisés. BACON n'était point pardonnable, puisque c'est l'homme qui a le plus décrié les hypothèses, bafoué les théories *à priori*, et le plus profondément réfléchi sur l'art de formuler les propositions doctrinales de la Philosophie Naturelle.

En quoi BARTHEZ s'est-il éloigné de ses devanciers par rapport à la recherche de cette Cause? En ce qu'il a pris au pied de la lettre le signalement et la nomenclature de cette Puissance. Il l'a désignée comme cause, sans chercher à prévenir personne sur la nature de ce pouvoir. Une Philosophie si abstraite, si dépourvue de tout appui concret, a dû déplaire à la majorité des Lecteurs, qui n'étaient pas accoutumés à une Logique aussi sévère. Par cela même qu'elle

---

(1) *Complexionum atque mistionum elementalium figmentum.*

était irréprochable, elle est tombée dans l'oubli. Mais s'il n'y a plus moyen de se plaindre, pourquoi voyons-nous un public médical rester si froid, quand il s'agit d'acquérir des idées doctrinales conservatrices qui ne sont plus contestées ? N'est-ce point parce que l'homme est tout de feu pour le mensonge, et tout de glace pour la vérité ?

Cette tiédeur si nuisible aux progrès de la Science Médicale, aurait besoin d'un réchauffement ; mais où trouver le caléfacteur ? Je n'en trouve un que dans la Philosophie Naturelle officiellement enseignée, par des Professeurs qui voudraient diriger leurs Élèves dans l'étude des causes de tous les ordres de la Nature.

L'Enseignement public de la Philosophie Naturelle me paraît incomplet dans ce moment : il existe, dans la Nature, des causes invisibles dont on ne cherche à caractériser ni les lois ni les espèces. De tant d'êtres qui vivent, on ne fait étudier que l'Intelligence humaine. Toute Cause active qui n'est pas l'Esprit de l'homme, est englobée dans la Physique, et la manière de philosopher sur les êtres organiques en tant qu'ils sont vivants, n'est point traitée autrement que celle qui est prescrite pour la Mécanique, pour la Chimie, pour l'Optique et pour la Science des impondérables.

J'ai consulté quelques Professeurs de Philosophie pour savoir où en était leur Enseignement sous le point de vue dont il s'agit ici : je n'ai point appris que ce sujet fasse partie de leur programme. En lisant le *Discours sur l'étude de la Philosophie Naturelle*, de M. Herschel, j'étais impatient de connaître ce qu'il dirait sur ce sujet : j'ai vu que les trois courts articles consacrés aux *sujets physiologiques*, à la *Zoologie*, et à la *Botanique*, qui ne forment pas tout-à-fait trois pages d'un format Charpentier, sont les trois derniers *alinéa* de l'avant-dernier Chapitre qui est intitulé : *Des formes impondérables de la matière.*

Dans les Lettres que j'ai publiées et écrites à MM. Bouillaud, Cousin et Donné, pour faire connaître combien les Facultés de Médecine auraient besoin d'une Chaire de Philosophie Naturelle appliquée à l'Anthropologie, je signalais bien que l'Enseignement public de cette Philosophie n'était pas complet ; mais je pensais que le besoin de la Médecine obligerait le titulaire à remplir une lacune aussi nuisible à l'éducation universitaire qu'au perfectionnement de l'Art salutaire. Si les circonstances ne nous donnent pas aujourd'hui l'espérance de voir accroître le nombre des Chaires médicales, il nous est bien permis de souhaiter que la partie de l'Enseignement philosophique négligée dans les Lycées et dans les Facultés des Lettres, soit cultivée, agrandie, propagée, et qu'elle entre dans tout le système de l'éducation libérale. Les idées qui s'y rapportent intéressent spécialement, sans doute, ceux qui sont destinés à l'étude de la Médecine ; mais il est impossible qu'elles soient considérées comme inutiles à tout homme bien élevé.

En rappelant à mon esprit ces idées, je ne puis pas me défendre d'exprimer un désir : celui de voir les Philosophes de la génération actuelle, éclaircir et développer deux points de Philosophie Inductive qui sont du plus grand intérêt pour l'Enseignement de notre École. Je l'énonce surtout pour les auteurs qui, nés et élevés à Montpellier, doivent sentir le prix des travaux scientifiques liés aux progrès de la Médecine.

Le premier de ces deux objets est la considération du rang que doit occuper, dans le système encyclopédique, la Doctrine de la Force Vitale étudiée dans les divers êtres vivants des trois règnes organiques de la Nature, du végétal, de l'animal, de l'humain. — Peu de Lecteurs ont remarqué la valeur du nom de *Métaphysique particulière*, employé par BACON, dans le tableau systématique des sciences. D'ALEMBERT ne paraît pas s'en être aperçu. Mais M. Charles RENOUVIER n'a pas manqué de signaler cette signification Baconienne, dans son *Manuel de Philosophie Moderne*. Au troisième Livre de cet ouvrage, § I, l'Auteur nous fait connaître l'esprit de la *Restauratio magna* du Chancelier d'Angleterre. Voici ce qu'il nous dit sur la signification de ce mot alors néologique (1).

(1) Manuel, page 136.

« Venons-en maintenant à la Philosophie Naturelle, » qui se divise en deux parties : l'une Spéculative, » l'autre Pratique, et attachons-nous à la première. » Deux branches principales s'y rattachent, qui sont » la Physique spéciale et la Métaphysique. Nous pre- » nons ainsi ce mot *Métaphysique* dans un sens » tout nouveau : au lieu de le confondre avec celui » de Philosophie première, » (*Métaphysique générale*) » qui exprime la collection des axiomes et des con- » ditions relatives et accidentelles de l'être (traitées » physiquement et non logiquement), nous l'em- » ployons à désigner une partie la plus noble, il » est vrai, de la Science de la Nature. La Physique » traite de ce qui est mobile et plongé dans la ma- » tière ; la Métaphysique » (*particulière*) « de ce » qui est abstrait et constant ; l'une suppose seule- » ment l'*existence* et le *mouvement*, l'autre de plus » l'*intelligence* et l'*idée*. La Philosophie Naturelle Spé- » culative n'est que la recherche des causes, et, cela » posé, la Physique est des causes efficientes et ma- » térielles, la Métaphysique des causes formelles et » finales. Ainsi, la Physique se rapporte surtout à » l'observation, à la description, à la classification » des phénomènes ; et comme la Nature peut s'en- » visager ou dans son ensemble (soit en tant que » toutes choses dépendent de principes communs, » soit en tant qu'elles sont organisées avec unité), » ou bien dans ses détails, la Physique se divise en

» trois parties, selon qu'elle a trait *aux principes* » des choses, ou à la *fabrique de l'Univers*, ou à la » *nature multipliée et dispersée;* cette dernière partie » en contient deux autres, qui sont l'une, *la Physique* » *des concrets*, qui touche à l'Histoire Naturelle, et » traite des substances considérées avec toute la » variété de leurs accidents, l'autre, la *Physique des* » *abstraits*, qui se rapproche de la Métaphysique, et » se divise elle-même en deux branches : la doctrine » des *schématismes de la matière*, c'est-à-dire du » dense et du rare, du grave et du léger, du chaud » et du froid, du tangible et du pneumatique, du » volatil et du fixe, du déterminé et du fluide, de » l'humide et du sec, de l'organique et de l'inor- » ganique, de l'animé et de l'inanimé;... et la doc- » trine des *appétits* et des *mouvements*. Enfin, la » Métaphysique a deux attributions, la détermina- » tion des formes et celle des fins. La première doit » commencer par les formes les plus simples, et » n'aborder que plus tard les composées; la seconde, » soigneusement séparée de la Physique, est le » dernier terme de la Science, et ramène l'Homme » à DIEU et à la Providence, dernier asile des Phi- » losophes qui se sont adonnés à la recherche des » causes physiques. »

Ce passage est pour nous digne d'une grande attention; mais les idées en sont trop contractées et même trop confuses, pour qu'il puisse satisfaire aux besoins de nos Élèves. Ces lignes nous présentent la distinction de deux ordres de causes qui agissent dans le monde : celui des causes physiques, nécessaires, infaillibles, aveugles, qui opèrent *ratione entis*;.... et celui des causes métaphysiques, autonomes, douées de spontanéité, contingentes, poussées toujours vers un but, qui par conséquent opèrent *ratione moris*.

Les causes de l'Ordre Métaphysique ne sont pas toutes de la même nature. L'Ame humaine n'est comparable à aucune autre cause, par ses facultés, par ses acquisitions, par la succession des phénomènes de son existence, par sa destination, ses aptitudes, ses emplois et ses obligations. C'en est assez pour que son essence ne puisse être assimilée à rien de ce que nous connaissons. Malgré cette incommensurabilité entre l'Ame humaine et la Puissance vitale, soit humaine, soit bestiale, soit végétale, il y a quelques qualités, quelques attributs communs qui sont des preuves d'*analogismes* internes renfermés dans ces causes. Bacon a porté spécialement son attention sur les tendances finales des phénomènes vitaux, lorsqu'il lui était impossible de reconnaître dans les Agrégats aucune cause physique capable de produire ces phénomènes. Ces lois de convenance ont rappelé des causes fort différentes de celles qui appartiennent aux lois de nécessité, et la comparaison des Puissances métaphysiques a été l'occasion de la Science des Forces Vitales.

Le passage de M. Renouvier, où je crois avoir trouvé une subdivision de l'Ordre Métaphysique, en deux sortes de Puissances, savoir : 1° l'Ame intelligente, 2° la Force Vitale, paraîtra peut-être amphibologique à ceux qui ne connaissent pas suffisamment les Œuvres de Bacon. Ils pourront croire que l'étude des formes et de leur tendance aux fins se rapporte seulement à la Psychologie. Mais il faut ne pas perdre de vue que l'Auteur distingue très-bien la Science de l'Ame intelligente, d'avec la Science de l'Ame irrationnelle. — L'action suivant un but ne peut pas être méconnue dans un Agrégat vivant, soit qu'il ait conscience de lui, soit qu'il ne se sente point. Dans l'*Histoire de la Vie et de la Mort*, Bacon parlant de la Force Vitale, qu'il désigne sous les noms d'*Esprit de Vie*, d'*Esprit*, d'*Esprit inné des corps*, etc., s'exprime de manière à ne pas nous laisser le moindre doute sur les *tendances* finales de ce genre de causes : « L'*Esprit* qui se » trouve renfermé dans tout corps tangible, *ne s'oublie pas lui-même*; mais tout ce qui peut lui donner » prise dans ces corps où il est *resserré* et comme » *assiégé*, tout ce qu'il peut *consumer* et *digérer*, » il le travaille, le transforme totalement, le convertit en sa propre substance, se multiplie par ce » moyen, et engendre ainsi de *nouvel esprit*. »

En passant, je prie les hommes réfléchis de nous dire si une telle notion d'un *Esprit vital* est compatible avec quelqu'une des formes physiques impondérables qui nous sont connues, ou avec le feu et l'éther d'HIPPOCRATE, ou avec les gaz imaginaires inventés par BACON et par M. DE LAMENNAIS.

La Philosophie Naturelle ne doit donc pas seulement cultiver l'Ordre Physique et l'Ordre Intellectuel ou Noologique : l'Ordre Vital des trois règnes organiques, du végétal, de l'animal, de l'humain, est pour elle un champ presque à défricher, aussi vaste que chacun des autres. Les Physiologies spéciales, la Zoonomie générale, la Doctrine de la Force Vitale de l'homme partie intégrante et obligée de l'Anthropologie, peuvent-elles être oubliées, quand il s'agit de l'étendue, de l'utilité et de la dignité de la Philosophie Naturelle ?

Les Philosophes et les Moralistes ont étudié soigneusement l'Ame pensante, dans l'intérêt de la société; les Médecins sont obligés d'étudier avec un zèle pareil, non-seulement la Psychologie, mais encore la Science de la Force Vitale Humaine. Quand BACON a rapporté cette Force à la catégorie des causes métaphysiques, il nous a invités à suivre dans cette étude une méthode expérimentale inductive pareille à celle qui nous dirige dans celle de l'Ame pensante. L'Art de philosopher touchant l'étude du Principe Vital de l'Homme, contracté dans le Discours préliminaire des *Nouveaux Éléments de la Science de l'Homme* de BARTHEZ, est une réponse à cette invitation, et l'Enseignement médical de Montpellier est l'imitation reconnaissante et courageuse de cet illustre Chef.

En attendant que l'Autorité pense à remplir la lacune que j'ai signalée dans les Facultés de Médecine, en y instituant un Cours de Philosophie Naturelle Inductive appliquée à l'Anthropologie, je m'adresse aux personnes qui, par état ou par vocation, cherchent à perfectionner cette partie de la Philosophie, pour les solliciter à la rendre aussi propre qu'il est possible à seconder nos intentions didactiques. J'aurais bien désiré que M. Ch. RENOUVIER eût profité de ce qu'il a dit de BACON, pour apprendre au public ce que fait la Faculté de Médecine de sa ville natale, en faveur de l'idée heureuse qui sépare les forces vitales de la catégorie des forces physiques ; qui lui assigne le rang dû à la Métaphysique particulière ; qui, en la soumettant aux règles du *Novum Organum*, nous montre implicitement que les analogies les plus légitimes dont elle peut profiter se trouvent dans l'âme humaine ; qui enfin, en nous suggérant les comparaisons et les parallèles entre les Puissances du Dynamisme Humain, nous avertit d'y signaler avec autant de zèle et de rigueur les différences que les ressemblances.

Il m'est permis, je crois, de former un tel vœu

si M. Renouvier fait une nouvelle édition de son livre, parce que je sais combien il y a, dans son honorable famille, de savoir, d'intelligence, d'élévation d'âme, et de désir de servir la chose publique.

On a véhémentement soupçonné le Chancelier d'Angleterre de matérialisme et de quelque chose de pire. Je n'en connais pas des preuves suffisantes pour que je m'arrête à cette accusation, d'autant qu'à St-Sulpice, on a extrait des Œuvres de Bacon des arguments d'une grande force contre de pareilles opinions. D'ailleurs, la méthode qu'il a exposée dans le *Novum Organum* est assez solide pour fournir les moyens de pulvériser les erreurs de l'Auteur lui-même. Ne rejetons point les bons ouvrages *ob odium auctoris*; la méthode de Bacon est celle de Newton, et l'on sait si Newton était matérialiste ! Si l'on convainquait Bacon de penchants contraires au spiritualisme, sa distinction des forces en physiques et en métaphysiques, et le caractère qu'il a donné à ces dernières, savoir le motif final de leurs phénomènes, seraient des arguments puissants *ad hominem* contre ses écarts. Le contraste entre sa Logique et quelques opinions opposées, prouverait que sa raison est supérieure à son goût. Il nous rappellerait ce Prophète infidèle de l'Écriture, qui, payé pour maudire le Peuple de Dieu, ne put jamais faire sortir de sa bouche, en dépit de sa volonté, que des paroles d'éloge et de bénédiction.

III.

Un vœu pareil pour que les Professeurs de Philosophie veuillent apprécier convenablement les opérations mentales appelées* NOMINALISME *et* RÉALISME, *dans la nomenclature des causes invisibles.

Je désire, je demande avec instance, et j'espère un autre service de la même nature, en m'adressant à un Professeur de Philosophie, que notre ville a vu naître, et dont le père s'intéresse, pour plusieurs raisons, aux succès de notre Enseignement médical: je parle de M. Émile SAISSET. Je ne doute pas que M. le Professeur-Agrégé SAISSET, notre collaborateur, n'emploie son ascendant sur son fils pour l'engager à donner toute la clarté possible à un point de Méthode Inductive qui nous intéresse vivement.

J'en trouve l'occasion dans un passage de la Dissertation qui a pour titre : *Les Écoles philosophiques en France, depuis la Révolution de Février;* et que M. É. SAISSET a insérée dans la *Revue des Deux Mondes, Livraisons des* 15 *Août et* 1er *Septembre* 1850. — Ce passage se rapporte à deux opérations mentales, célèbres en Philosophie, dont M. HAURÉAU a beaucoup parlé dans son *Histoire de la Scolastique*, et que M. SAISSET rappelle et critique dans les pages 45 et 46 d'un tirage à part de sa Dissertation : ces opérations mentales sont le *Nominalisme* et le *Réalisme*.

Les opérations mentales ainsi appelées sont employées dans un grand nombre de cas ; mais, dans le moment actuel, nous ne les considérons que sous un point de vue : en tant que dans la dénomination des causes invisibles, l'esprit les désigne seulement comme causes, et s'abstient de tout ce qui se rapporterait à leur nature ; ou qu'il joint à l'idée de la cause celle de la détermination de la substance dont la cause est le pouvoir. Quand le nom de la cause conserve la signification dans le sens abstrait de l'auteur des effets, l'opération mentale de la désignation, et l'usage que l'esprit fait de cette signification, constituent un acte de *Nominalisme*. Si le nom emporte avec lui une notion concrète de la nature de cette cause, soit par croyance, soit par supposition, soit par raisonnement, l'institution du mot et l'emploi qu'on en fait, forment un acte de *Réalisme*.

Dans le moyen âge, on a fort usé et abusé de ces procédés de l'esprit. Au lieu de s'en servir à propos et tour à tour pour la rédaction des propositions doctrinales de la Philosophie Naturelle, certains esprits, de caractère différent, et peu disposés à la concorde, ont donné à l'une ou à l'autre de ces dispositions mentales une importance exclusive, et ont rendu ennemies deux actions logiques également nécessaires pour les travaux de l'entendement.

Dans la Dissertation que je viens de citer, M. É.

Saisset paraît craindre que M. Hauréau n'ait un peu trop de penchant pour le Nominalisme, et il se propose de se préserver de cette tendance dans son enseignement. Ils sont tous deux dans une sphère où les questions sont du plus grand intérêt ; il s'agit de la recherche des causes premières d'où découle toute la Morale. Le problème est ainsi présenté par notre Compatriote : « La vraie question, pour lui » comme pour nous, entre le Réalisme et le Nomi- » nalisme, est celle-ci : quelle est la valeur des con- » naissances humaines ? L'esprit a-t-il reçu le pri- » vilége sublime de réfléchir la vérité, je ne dis » pas toute la vérité, mais quelques purs rayons » émanés de sa splendeur ? Ou bien est-il condamné » à rester enfermé dans ses conceptions, comme » dans une prison sans issue, soupirant éternelle- » ment, mais en vain, après la vérité absolue, seul » objet qui puisse satisfaire son ardente aspiration ? » — Voilà le problème, et voilà les deux alterna- » tives qu'il présente à la Philosophie. Le Réalisme » choisit la première, et le Nominalisme la seconde. »

Je n'ai point de remarque à faire sur cette question présentée dans la circonstance indiquée de la *Philosophie Morale*. Mais il est à désirer que, dans une chaire de Philosophie Générale, on ne se contente pas de considérer les règles de la Logique en tant qu'elles se rapportent aux besoins de la société et de la Morale ; il faut qu'elles soient appliquées à la recherche des Causes naturelles. Les vérités de cette sorte ont aussi leur importance. Celles qui appartiennent à la Médecine intéressent vivement la conservation des individus, l'humanité et la civilisation. Tout en convenant que le problème de M. É. Saisset, présenté en Morale, demande une réponse favorable au Réalisme, et qu'il y a urgence, il faut avouer que, dans l'ordre scientifique, et dans les cas où il s'agit de rédiger et de formuler des propositions doctrinales sur les causes invisibles des phénomènes, il importe surtout d'être sûr de ce que l'on va prononcer. Le temps ne fait rien à l'affaire : la rigueur de la méthode, la certitude du résultat, voilà tout ce qu'on demande : *sat citò si sat benè.*

Quand on a l'intention de former la science physiologique d'un Agrégat animé, de quoi s'agit-il? Après avoir connu exactement l'histoire de sa vie entière, depuis l'origine de son existence jusques aux changements survenus dans le corps après la mort complète, il faut aller à la recherche de toutes les causes qui ont produit ce long phénomène, et des modes d'action en vertu desquels la présence de ces causes a amené les divers actes de la Vie.

Suivant l'idée de M. Cousin (1), puisqu'il y a un phénomène temporaire, il y a un effet; s'il y a un

---

(1) Fragments de Philosophie, pag. 425.

effet, il y a une cause; s'il y a une cause, il faut une substance. Ce sont des faits psychologiques inséparables.

La plus grande partie de la Vie s'exerce dans un système d'instruments. Mais les agents qui meuvent l'instrumentation, ni ceux qui l'ont construite, ne peuvent être ni *aperçus*, ni IMAGINÉS. Voilà donc des causes qui sont invisibles, incomparables, dont il faut déterminer la nature.

Un esprit impatient, peu sérieux, qui ne peut pas se soumettre à comprimer des causes dans un état d'abstraction, profite de la faculté qu'il a de créer des idées concrètes par l'imagination. Le *Réalisme hypothétique* est sa ressource : il se hâte de supposer des substances familières auxquelles il donne mentalement le pouvoir de produire des effets pareils à ceux qu'il faut expliquer. C'est ainsi que les Organiciens se forment des idées *claires et fondamentales* qui sont pour eux les causes des phénomènes de la Vie.

Des têtes plus froides et plus difficiles, qui ne se croient pas obligées de juger un procès scientifique avant des informations suffisantes, se garderont bien d'associer les Causes Vitales à celles qui sont évidemment de l'Ordre Physique. Les fonctions immanentes, les fonctions naturelles, la résistance d'une crase si éminemment corruptible, les fonctions instinctives, ne leur paraîtront pas plus l'effet des Agents impondérables que celles de l'Intelligence. Un homme prudent ne s'avise pas de mêler les causes inconnues de ces effets avec celles qui lui sont familières : il use des précautions du *Nominalisme*; il les séquestre provisoirement, et leur donne des étiquettes qui les signalent par leurs effets. Mais ces moyens de réserve n'ont pas pour but de séparer les noms de ces causes afin d'avoir le plaisir de faire une nomenclature : chaque nom est là pour rappeler à l'esprit l'existence d'une cause de phénomènes différente des causes auxquelles nous sommes accoutumés; pour lui rappeler que nous devons travailler sans cesse à ce que le souvenir des effets ne permette pas de perdre de vue celui des caractères de la cause. — Ce n'est pas tout : le nom de la cause nous invite à noter les rapports et les différences qui existent entre elle et celles dont les effets ont quelque *analogie* ou quelque *épilogie* (1)

(1) En Médecine, nous distinguons soigneusement deux sortes de ressemblance entre deux phénomènes considérés sous les rapports des causalités qui les ont amenés : ce sont l'*Épilogisme* et l'*Analogisme*. L'Épilogisme est une ressemblance extérieure qui frappe les sens, et qui invite souvent faussement à croire à une ressemblance pareille entre les natures intimes des sujets comparés. L'Analogisme est une ressemblance profonde, radicale entre les natures respectives des deux sujets, qui peut ne point frapper les sens, et que l'entendement aperçoit tantôt avec probabilité, tantôt avec conviction. GALIEN a très-bien traité cette matière,

avec les siens, afin d'acquérir dans notre entendement, si la Nature l'exige, la notion d'une Cause substantielle (1), nullement physique, ni psychologique, mais d'une Cause *suî generis*, toujours expérimentalement métaphysique, que nous puissions coordonner à un autre ordre de lois.

Qu'on ne s'y trompe pas : le Nominalisme, en Philosophie Naturelle, n'est pas un penchant au quiétisme scientifique : c'est plutôt un appel aux intelligences, pour les engager à s'occuper de la détermination de la nature de la cause dénommée, à déclarer ce qu'elle n'est pas, à noter toutes les ressemblances et les dissemblances qu'elle peut avoir avec celles qui ont mérité une comparaison. C'est dire que notre Nominalisme est une préparation à un Réalisme légitime. Mais on sent que notre Réalisme sera toujours l'ennemi juré et presque soupçonneux de toute hypothèse. Il se tiendra même en garde contre des anticipations, jusqu'à ce qu'elles soient parvenues jusqu'à la certitude.

---

dans sa Comparaison des Écoles Médicales. Il a reproché aux Empiriques de son temps de se contenter de l'Épilogisme dans leurs études, et il a loué les Dogmatiques de ce même temps d'aspirer toujours au véritable Analogisme.

(1) Il ne faut pas oublier ce que M. Cousin dit de la *substantialité* de toute Cause.

On doit voir, je pense, pourquoi je désire vivement que M. É. SAISSET trouve à propos d'agrandir, dans son enseignement, la théorie du *Réalisme* et du *Nominalisme*, qui sont des opérations mentales aussi importantes à connaître pour la Philosophie Naturelle que pour la Philosophie Morale. Le Réalisme, la création de l'hypothèse, l'induction, sont des actes où la raison et l'imagination doivent mutuellement s'observer, se tempérer. Le Nominalisme est une des formes de l'art de rédiger les *causes expérimentales*. Ce sont des actes d'abstraction dans lesquels il faut que les noms rappellent l'origine de leur génération. Il faut qu'ils expriment des vérités, qu'ils n'énoncent rien de faux, mais qu'en même temps ils rappellent dans l'idée un élément inconnu qui excite le besoin mental de le découvrir. De cette manière, les noms entrent sans le moindre inconvénient dans les phrases qui expriment des formules doctrinales : si, par le progrès, l'élément inconnu est découvert, et s'il est réduit à des limites infiniment rapprochées, le nom qui l'exprimait sera changé en une idée concrète, sans rien déranger dans la formule.

J'avais composé cette Préface quand j'ai eu l'occasion de lire, dans le *Moniteur*, une colonne qui devait intéresser la Doctrine enseignée dans notre Faculté de Médecine, attendu qu'un Auteur illustre paraît vouloir jeter quelques doutes sur les déductions les plus rigoureuses de notre Philosophie. On ne sera pas surpris que quelques lignes d'une feuille périodique aient attiré mon attention, quand on saura que le presque dissident nouveau est M. DE HUMBOLDT. Le Numéro du *Moniteur* est celui du 14 Juillet 1851. L'article est signé de M. CHAMPAGNAC. Le sujet est une annonce motivée d'un livre ainsi intitulé : « *Tableau de la Nature*, » édition nouvelle, avec changements et additions » importantes, et accompagnée de cartes : par A. DE » HUMBOLDT, traduits par Ch. GALUSKY (Tom. II).»

J'extrais de cet article la partie qui se rapporte à la Philosophie de l'Auteur touchant les Causes du grand phénomène de la Vie ; je me permets d'écrire ensuite les réflexions que ces idées m'ont suggérées.

« Le Chapitre intitulé *le Génie Rhodien*, poétique développement d'une idée physiologique sur le principe des Forces Vitales, avait été publié pour la première fois dans le journal *les Heures*, que dirigeait SCHILLER. C'était en 1795. Deux ans auparavant, en 1793, l'Auteur avait déjà représenté la Force Vitale comme la cause mystérieuse qui empêche les éléments de céder à leurs attractions originelles. « Depuis, — dit M. DE HUMBOLDT —, la réflexion et des » études constantes de la Physiologie et de la Chimie » ont profondément ébranlé mon ancienne croyance » à des Forces Vitales distinctes. Dès l'année 1797, » je déclarais, à la fin de mon Essai *Ueber die gereizte Muskel und Nervenfaser ; nebst Vermuthun-*

» *gen ueber den chimischen Process des Lebens in der* » *Thier und Pflanzenwelt* (*T. II*, *p.* 430-436)(1), » que je ne regardais nullement comme démontrée » la préexistence de ces Forces Vitales. Depuis ce » temps, je n'ose plus présenter comme des forces » particulières ce qui n'est produit peut-être que par » le concours de substances connues depuis long- » temps, et de leurs propriétés matérielles. Mais la » composition chimique des éléments peut nous » fournir une définition des substances animées et » des substances inanimées beaucoup plus sûres que » le sont les *criterium* empruntés au mouvement vo- » lontaire, à la circulation des parties fluides dans » les parties solides, à l'assimilation interne et à la » juxtaposition fibreuse des éléments. » Quoi qu'il en soit, ce morceau n'en est pas moins une remarquable ébauche de génie, à la manière grave et solennelle des Dialogues de PLATON. On ne peut présenter une hypothèse scientifique sous une forme plus originale et plus séduisante. »

Il paraît que, dans sa première jeunesse, M. DE HUMBOLDT considérait la Puissance Vitale comme une *cause mystérieuse* capable d'entraver les résultats nécessaires de la Puissance Chimique. Il avait accepté

---

(1) Sur la fibre irritée des muscles et des nerfs, avec conjectures touchant la *procession* de la vie dans le monde animal et végétal.

cette persuasion par confiance, et comme un préjugé, en attendant qu'il pût acquérir les convictions définitives et irrévocables, qui ne peuvent être que des déductions tirées de tous les faits.

D'après les dates ici indiquées, sa persuasion Vitaliste dut être ébranlée quand il passa à Montpellier en partant pour l'Amérique, peut-être en assistant à une Leçon de Chimie de notre Maître, CHAPTAL, où un nombreux auditoire, dont je faisais partie, voyait avec intérêt le jeune et déjà célèbre Voyageur. A cette époque, la nouvelle Chimie cherchait à se mettre à la place des Causes dynamiques alors enseignées dans les Écoles Médicales : du Mécanisme Cartésien, du Solidisme de HALLER, des Causes métaphysiques d'HIPPOCRATE, de PARACELSE, de VAN HELMONT, de STAHL, de BARTHEZ. FOURCROY travaillait à cette régénération à Paris, et BAUMES à Montpellier. CHAPTAL avait trop de connaissances médicales pour s'associer à cet apostolat ; mais il avait trop participé à la révolution chimique, pour chercher à l'arrêter dans ses tentatives.

Depuis les doutes dont je parle, M. DE HUMBOLDT a parcouru sa belle carrière encyclopédique ; il s'est rempli de lumière, et il en a beaucoup répandu. Son goût pour les faits cultivés dans l'Académie des Sciences a pu lui donner une prédilection pour les causes de l'Ordre Physique au préjudice des causes de l'Ordre Métaphysique. Cependant, tout ce qu'il a pu faire pour anéantir le Vitalisme, ç'a été de se renfermer dans un scepticisme qui est plus l'effet d'un penchant inné, que le résultat progressif d'une Philosophie Inductive. Pesons toutes ses paroles : « Depuis ce temps, » je n'ose plus présenter comme des forces particu- » lières ce qui n'est produit peut-être que par le » concours de substances connues depuis long-temps, » et de leurs propriétés matérielles. Mais la composi- » tion chimique des éléments peut nous fournir une » définition des substances animées et des substances » inanimées beaucoup plus sûres que ne le sont les » *Criterium* empruntés aux mouvements volontaires, » à la circulation des parties solides, à l'assimila- » tion interne et à la juxtaposition fibreuse des élé- » ments. »

Que voyons-nous dans cette déclaration ? L'Auteur rappelle ce qui s'est passé dans son entendement, à l'époque où il a voulu faire un départ entre ses connaissances incontestables et ses opinions acquises par docilité. Il a senti que le Vitalisme n'était pas alors pour lui une vérité démontrée, et il est resté en suspens sur cet objet. Je ne suis pas surpris qu'à l'âge dont il s'agit, le Dogme d'une Force Vitale de l'Ordre Métaphysique n'ait point paru être démontrable : un tel axiome ne s'établit dans l'esprit qu'au moyen d'une Philosophie Inductive sans cesse appliquée à la recherche d'une cause invisible. Que faut-il faire pour que la connaissance du Vitalisme devienne apodictique? L'étude médicale de l'Homme est le moyen le plus sûr, parce que nous sentons dans notre propre existence les trois sortes de causes qu'il est impossible de ne pas distinguer. HIPPOCRATE nous avait bien dit que la Médecine est la source de la plus solide connaissance de l'être humain. Je trouverais peut-être dans cette assertion du Vieillard de Cos l'explication d'un fait digne d'attention : entre plusieurs hommes qui étaient, comme M. DE HUMBOLDT, auditeurs à la Leçon mémorable de CHAPTAL, qui se sont distingués dans les Sciences, et que j'ai connus assez particulièrement, tels qu'ANGLADA père, CAIZERGUES, M. PRUNELLE, M. GOLFIN, je n'en ai pas vu un qui ait montré postérieurement des doutes sur la distinction des Forces Vitales d'avec les Forces de l'Ordre Physique. D'où peut venir la différence? Probablement de ce que l'Illustre Académicien a embrassé dans ses études toute la Nature concrète, et que mes contemporains ont porté spécialement leur attention sur l'Homme et sur sa Médecine, où ils ont été obligés de séparer forcément les causes physiques, d'une part, d'avec les causes intellectuelles, d'autre part, d'avec les causes vitales; et par conséquent de distinguer soigneusement les causes instinctives d'avec les causes mentales.

Il ne faut pas croire que l'étude profonde de la Chimie doive ébranler la Philosophie Vitaliste. Outre que VAN HELMONT et STAHL, grands amateurs de la

Chimie, n'ont trouvé des causes vitales que dans l'Ordre Métaphysique conçu à la manière de BACON ; je remarque que feu le Professeur ANGLADA, Médecin profondément instruit, qui, par goût et par état, cultiva la Chimie avec le plus grand succès, comme M. BALLARD l'attestera certainement s'il est interrogé, ANGLADA, fut un des plus ardents défenseurs du Vitalisme, contre l'invasion organicienne dont l'École de Montpellier fut menacée il y a 30 ans.

Lors de l'organisation universitaire des Facultés Médicales, nous craignîmes, au commencement, que l'enseignement chimique ne jetât quelque perturbation dans notre enseignement médical. Loin de là, les émules des deux sciences, quelles qu'aient été leurs intentions, n'ont amené qu'une délimitation plus marquée et plus profonde entre les causes de l'Ordre Physique et celles de l'Ordre Vital. Quand on a été bien d'accord sur la valeur du mot *Vie*, qu'il n'a été employé que pour un phénomène temporaire extrêmement compliqué, dont on connaît l'origine, les parties, les conditions, les fonctions et le terme, il n'y a pas eu moyen de se tromper sur la nature et l'ordre des causes qui amènent, d'une part, les effets *ratione entis*, et, de l'autre, les effets *ratione moris*.

L'homme qui ne connaîtrait que les causes de l'Ordre Physique, et qui n'aurait pas une notion suffisante des causes de l'Ordre Vital, et l'homme qui serait dans une condition inverse, tomberaient infailliblement tous les jours dans des incertitudes ou dans des erreurs durant l'étude de ces objets. Mais je ne sais pas comment on se tromperait *invinciblement* sur les sujets corporels, sur leur nature, sur leurs causes, sur leur source, si l'on est bien pénétré de la distinction des substances animées et des substances inanimées.

Je ne comprends pas bien comment M. DE HUMBOLDT espère trouver mieux les *définitions* de ces substances dans la Chimie que dans l'expérimentation des êtres vivants. Est-ce que les substances ne sont pas reconnues animées ou inanimées, en comparant leurs compositions chimiques, et leurs progrès respectifs naturels et spontanés ? Est-ce que le parallèle des progrès *ratione moris* et des progrès *ratione entis*, n'est pas indispensable pour spécifier et caractériser les substances ?

Arrivons aux résultats de ces réflexions ? Le plus urgent est de demander avec instance aux Professeurs de Philosophie de travailler avec zèle au perfectionnement de la Philosophie Naturelle, et de nous diriger dans l'art de rechercher les causes essentielles qui séparent, dans la Nature, les corps animés d'avec les corps inanimés. Dans l'Art qu'ils enseignent, il doit y avoir un moyen de résoudre ce problème : les affinités chimiques peuvent-elles réunir spontanément des molécules en organes, rendre ces organes, qui sont éminemment putrescibles, long-temps vainqueurs des affinités divellentes des milieux, et leur donner la puissance d'opérer la série des phénomènes qui constituent la Vie des animaux, des *végétaux* et de l'homme ? Ou bien, dans tout Agrégat où la Vie s'est opérée, les phénomènes qui la constituent, sa filiation générative, sa spécialité, la création de ses organes, sa nutrition assimilatrice, ses âges, la constitution de ses maladies, la permanence de son existence vitale nonobstant son *inedia*, ses forces médicatrices, ses corruptions inimitables spontanées jointes avec une résistance aux affinités divellentes des milieux, la génération d'un être semblable, la mort sans altération de l'Agrégat matériel ..... : ne nous imposent-ils pas l'obligation de reconnaître un ordre de Causes distinctes de celles de l'Ordre Physique, et de celles de l'Ordre Moral ?

Pour que les Philosophes consentent à nous rendre le service que je demande, ils ne peuvent pas se dispenser de connaître les faits principaux de deux Sciences également inséparables et rivales. Je dois donc me joindre à la sollicitation que mon honoré Collègue, M. Jaumes, leur adressait dans le sage et élégant Discours dont le titre est : *Rapports de la Médecine avec la Philosophie* (1). « Je dirai aux Phi-
» losophes : ceux qui vous prennent pour des spé-
» culatifs sont jusqu'à un certain point excusables.

(1) Première Leçon du Cours de Pathologie et de Thérapeutique Générales, du semestre d'été 1851.

» Montrez votre utilité en vous mêlant aux choses » de Pratique, en prouvant qu'on ne se passe pas » impunément de votre secours (1). » Il ne leur sera pas difficile d'acquérir la Chimie dont l'étude est aussi agréable qu'utile; mais il est peu de personnes qui trouvent le même charme dans celle de la Médecine. S'il ne s'agissait que de la portion de la Physiologie qui éclaire les *progrès cachés* des fonctions normales de l'homme, ce ne serait pas un sacrifice, puisqu'elle est le meilleur moyen d'embellir l'Histoire Naturelle de cet être. Mais l'Anthropologie n'est pas complète si elle ne comprend dans son domaine toutes les grandes vérités de la Pathologie et de la Clinique. Or, la possession de cette Science s'accompagne sans doute d'une jouissance intellectuelle, appréciée autant par sa dignité que par son utilité pratique; mais son acquisition est souvent laborieuse, et quelquefois rebutante.

Quoi qu'il en soit, les propositions apodictiques de l'Anthropologie ne sont qu'à ce prix. Tout le monde connaît l'assertion de Bacon : le Théisme est le résultat de l'étude superficielle du monde. Une connaissance médiocre de la Nature jette les demi-savants dans l'Athéisme; une connaissance profonde de ce même objet ramène le vrai savant à un Théisme dont la démonstration est inébranlable. En changeant de

(1) Discours cité, pag. 27.

sujet, on peut appliquer la sentence philosophique aux divers degrés d'étude dont un objet difficile est susceptible. Le Vitalisme Humain s'aperçoit facilement par un Élève de seconde année. Des éléments scolastiques de Chimie, de Physique, de Physiologie Organicienne, suffisent pour le faire tourner au Scepticisme, ou au Cabanisme. Mais s'il s'enfonce dans la Médecine Hippocratique avec la profondeur et la conscience prescrites dans l'Enseignement de Montpellier, il redevient infailliblement Vitaliste; et s'il ne tombe dans aucune des maladies dites *insipientiæ*, il est incapable d'être relaps.

IV.

Convenance à ce que maintenant le Vitalisme discute avec les Sectes.

Il y a quelques années que le développement de ce point de Philosophie Naturelle ne m'aurait paru intéressant que pour Montpellier : l'application de la Méthode Inductive à la Médecine était inconnue, repoussée, dédaignée à Paris. Des Leçons sur cet objet, dans ce pays, auraient été de la peine perdue, et auraient peut-être compromis la considération du Maître. Mais, depuis, les choses ont changé. Notre Enseignement commence à y être compris, approuvé, défendu, et, qui plus est, imité. Un Professeur de Philosophie peut y dire, sans risque, que le Dynamisme des corps vivants n'est pas du même ordre que les Causes de l'ordre physique; que le Dynamisme Humain est composé de deux Puissances de natures diverses; que l'étude de ces deux Puissances doit être faite par les Médecins, séparément et parallèlement, suivant les règles rigoureuses de la Philosophie Inductive; que, pour arriver à la conception de ces Causes, il faut les traiter d'abord avec tous les ménagements du Nominalisme, et n'arriver à la notion de leurs natures respectives, et à leur Réalisme, que par une marche mentale presque passive, où l'entendement, entraîné par les faits probants successifs de tous les jours, ne pourra plus ni reculer, ni rester dans l'indécision. Je nommerais aujourd'hui un grand nombre de nos plus honorables Confrères de la Capitale qui me paraissent être parvenus à ce point, sans doute par quelque procédé semblable.

Ce n'est pas à dire, pour cela, que les Professeurs de Philosophie de cette ville puissent se dispenser d'enseigner la Logique appliquée à l'étude des Causes de l'Ordre Vital, en se fondant sur les progrès récents aperçus dans les derniers écrits qui nous viennent de la Capitale. Ces progrès ne sont pas tels qu'on n'ait plus rien à désirer : les succès de notre Enseignement dans la Société Médicale Parisienne sont loin de s'étendre jusqu'à la majorité. Bien plus, si, pour le flatter, on lui disait :

« Les plus vaillants guerriers contre vous sans défense
» Sont tombés en votre puissance; »

portant son attention sur les rangs hiérarchiques de cet empire scientifique, cet Enseignement répondrait en soupirant :

« Je ne triomphe pas du plus vaillant de tous. »

En effet, le Professeur actuel de Physiologie de la Faculté de Médecine de Paris s'est inscrit contre la Physiologie Inductive de notre Faculté. M. BÉRARD s'en explique de la manière la plus textuelle dans son *Cours de Physiologie fait à la Faculté de Médecine*; Paris, 1848 : Tom. I, pag. 12. Dans un article intitulé : *Essais de définition de la Vie*, il présente quelques exemples exprimant, pour cause, une Puissance qui agit vers un but, et qui dispose ses actes successifs conformément aux convenances d'un résultat ; Puissance qui est en opposition avec les causes efficientes, aveugles, nécessaires, infaillibles de l'Ordre inanimé. J'ai l'honneur d'être dans cette liste, et voici comment l'Auteur présente ma pensée :

« Parmi les définitions qui admettent l'interven-
» tion d'un principe particulier, nous citerons encore
» celle qui a été donnée par M. le Professeur LORDAT,
» de Montpellier. *La Vie*, dit-il, *est l'Alliance tem-*
» *poraire du Sens intime et de l'Agrégat matériel*,
» *alliance cimentée par un* ÉNORMON, *ou cause de*
» *mouvement dont l'essence est inconnue*. Je ne pour-
» rais discuter cette définition que je rejette, sans

» me lancer dans un examen inopportun des Doc-
» trines de l'École de Montpellier. »

On voit par là qu'à Paris il existe encore de puissants adversaires de notre Enseignement; et comme l'antipathie qu'il occasionne provient de la Philosophie à laquelle il est attaché, c'est aux personnes versées, par goût, par état ou par devoir, dans la Philosophie Naturelle, à intervenir, et à donner leur avis sur des contestations de ce genre.

Obligé de professer la Science de l'Homme dans une Faculté illustre, je dois être toujours prêt à rendre compte de tout ce que j'enseigne ou verbalement ou par écrit, quand mes pairs me le demandent. Je me croirais obligé de faire de même à l'égard des hommes que leurs fonctions scientifiques rendent compétents sur ces matières. Dans l'occasion actuelle, M. Bérard ne me demande rien, puisqu'il s'est déjà prononcé sur une grande question; je n'ai donc rien à lui dire. Mais puisque j'ai désiré qu'un Professeur de Philosophie de Paris travaillât à donner une impulsion plus forte à la Philosophie Naturelle, spécialement par rapport à l'étude des Causes de l'Ordre Métaphysique, je ne puis guère me dispenser de faire quelques remarques sur le passage que je viens de transcrire, d'autant que l'honorable Auteur de la Dissertation ayant pour titre : *Les Écoles Philosophiques en France*, a le droit de m'interpeller.

1° En rejetant une proposition qu'il dit être de

moi, M. Bérard paraît vouloir traiter de même les Doctrines de l'École de Montpellier. J'entrevois donc en perspective une polémique à laquelle il ne m'est pas possible d'être étranger. Mais pour que cela se fasse avec loyauté, nous devons nous promettre la plus scrupuleuse exactitude dans les citations. Or, je crains que mon Confrère ne s'en soit pas piqué dans la définition de la Vie qu'il m'attribue, et qu'il a soulignée. Il n'y a point eu de sa part une intention hostile, j'en suis très-persuadé : mais préoccupé d'une idée qu'il voulait repousser, il l'a présentée à sa manière, sans en peser les paroles.

2° Sans pouvoir répondre de toutes les phrases imprimées dans les nombreux écrits qui m'ont échappé, j'ose affirmer qu'il est impossible que j'aie arrangé ces mots de cette manière, dans l'intention de faire une *définition de la Vie*. Si M. Bérard avait assigné le lieu où il a pris le passage, tout serait promptement éclairci : faute de l'exactitude que je demande, je suis réduit à faire mon apologie. — Pour définir la *Vie*, j'ai dû rappeler à mon esprit tous les êtres que l'on appelle vivants, et les fonctions qui s'exécutent dans tous ces êtres durant l'intervalle compris entre l'instant de leur formation et celui de leur mort. J'ai dû me souvenir des mots de Linneus, *Ortus, Nutritio, Ætas, Motus, Propulsio, Morbus, Mors, Anatomia, Organismus* : plus du Dynamisme mystérieux qui a produit, suivant un ordre régulier, tous ces phénomènes, et dont nous connaissons les manières d'agir, quoique sa nature nous soit inconnue. Je n'ai jamais pu perdre de vue ce qu'il y a d'universel dans tous les êtres vivants, les actes, les termes extrêmes, les Puissances,.... depuis l'homme jusqu'à la mousse, comme j'en avais l'intention quand j'ai fait ma longue définition de la *Vie*, à la 47e page de ma *Preuve de l'Insénescence du Sens intime de l'Homme*. Je n'ai donc pas pu dire implicitement que, dans une truffe ou dans un potiron, il y a une *alliance du Sens intime et de l'Agrégat matériel*.

3° Le principe du Sens Intime, de son sentiment réfléchi et de la volonté, en un mot l'Ame Pensante, est une Puissance qui ne m'est scientifiquement prouvée que dans l'Homme. Je ne donne ces noms qu'à un Être qui raisonne, qui motive ses actions, et qui est capable de manifester ses idées abstraites par des témoignages conventionnels, par le langage proprement dit, par les signes muets, par la peinture, par l'allégorie, par des monuments;... en un mot, qu'à une Puissance qui peut coopérer activement à la composition de l'Encyclopédie. Tout être qui sera incapable d'agir de cette manière, ne sera point membre de la catégorie à laquelle j'appartiens. Je refuse d'entrer dans le Règne des animaux qui ne peuvent pas être participants des actions et des affections dont je suis le plus glorieux. Ils sont cependant tout aussi vivants que moi. Il n'est donc pas possible que j'aie dit que la *Vie* des animaux *est une alliance de l'Ame Pensante et de l'Agrégat Matériel.*

La proposition que M. Bérard rejette, prise comme définition ou de la Vie ou de la Cause de la Vie en général de tous les êtres animés, je la rejette avec autant d'énergie que M. Bérard, et je proteste que je ne l'ai jamais formée dans ce sens. Mais considérée comme proposition doctrinale appartenant à la Science de l'Homme, je la conserve, sauf rédaction. Et, dans cette acception, je voudrais bien savoir ce que mon honorable Confrère en repousse. Ce n'est pas l'Agrégat Matériel. Ce n'est pas non plus la Puissance Intellectuelle, puisque l'Organicisme ne la nie point. C'est donc l'*Énormon dont l'essence est inconnue.* En demeurant dans les limites prescrites par le Nominalisme, il faut impérieusement l'accepter, à moins qu'on ne puisse déterminer sur-le-champ une cause de l'Ordre Physique. Or, quelles sont les causes mécaniques, chimiques, impondérables capables d'expliquer la Vie, sans hypothèse ?

4° Quand j'ai parlé de la Constitution de l'Homme, j'ai pu et dû nommer les trois éléments qui le composent : l'Agrégat Matériel, la Force Vitale, l'Ame Pensante, ou le *Sens Intime Humain*, et, de plus, l'Alliance réciproque de ces deux Puissances de l'Ordre Métaphysique ; mais je ne puis pas croire que, dans la formule de ma proposition, j'aie prononcé, *proprio motu*, ALLIANCE DU SENS INTIME ET DE L'AGRÉGAT MATÉRIEL. *L'alliance entre l'Ame et le Corps* est l'expression propre de BACON. Cette expression est incongrue, d'abord parce que nous n'avons aucune raison pour penser que l'Ame Pensante puisse agir sur un corps non vivant. La Force Vitale est intermédiaire entre ces deux extrêmes. Ainsi, j'ai souvent averti nos Élèves que la suppression de cet intermédiaire dans la Didactique est une véritable faute pour un Médecin. — Un autre vice de ce langage pris au pied de la lettre, est d'appeler *Alliance* la relation qui peut exister entre l'Ame Pensante et un corps inanimé. Je conçois une alliance entre une Ame Pensante et une cause de l'Ordre Métaphysique où il peut y avoir spontanéité, réaction ou refus de réaction pour ses propres convenances : mais employer le mot d'*alliance* pour rendre la relation qui existe entre moi et les instruments dont je me sers, c'est tomber dans une antilogie, et presque dans une absurdité.

5° Tout Médecin qui a lu ou entendu mes Leçons, qui, par exemple, a pris connaissance de ma *Preuve de l'Insénescence* (non-vieillesse) *du Sens Intime de l'Homme* (1), est en état de rédiger lui-même la

---

(1) Ce frontispice est inscrit dans la Bibliographie insérée à la suite des Prolégomènes, pag. 489 du 1er vol. de la Physiologie de M. le Professeur BÉRARD.

proposition suivante représentative de la différence qui existe entre la vie bestiale et la vie humaine : « La vie
» humaine est l'exécution des lois d'une alliance établie
» entre une Ame Pensante et une Force Vitale, Puis-
» sances de natures diverses, connées, procédant
» des Puissances de leurs parents, hypostatiquement
» unies, collaboratrices, auteurs de l'Agrégat Maté-
» tériel qui constitue l'instrumentation des actions
» communes qu'elles doivent exécuter ou séparément
» ou de concert. » — Si cette phrase n'est pas identique avec celle que M. Bérard a mise dans son Livre, on doit bien voir qu'elles sont à peu près équivalentes. Mais on pense donc bien que cette définition ne pouvait appartenir ni à la vie des animaux, ni à celle des végétaux.

6° Quand M. Bérard rejette en bloc ma proposition et la Philosophie de notre Enseignement, il est clair qu'il proscrit la Logique formulée par Bacon, pratiquée par Newton ; Logique dont je n'ose plus répéter les règles fondamentales, que nous avons tant de fois reproduites, et qui néanmoins pourraient faire un contraste assez intéressant avec la manière de raisonner de nos antagonistes. La Philosophie physiologique que M. Bérard préfère à toute autre, se dessine assez bien dans son choix fait entre les diverses définitions de la Vie qu'il a comparées et critiquées. Elle est, ce me semble, renfermée dans ce passage : « Si nous voulons nous placer au point de vue de

» l'Organicisme pur, nous donnerons, comme expres-
» sion fidèle de cette Doctrine, la définition suivante,
» qui, d'après la remarque de M. DEZEIMERIS, dé-
» coulerait directement des principes du Méthodisme :
» *La Vie est la manière d'exister des êtres organisés.*
» On objectera peut-être que cette définition peut
» aussi s'appliquer au cadavre ; mais on peut répondre
» que le cadavre n'est plus organisé, en ce sens qu'il
» n'offre plus les conditions matérielles nécessaires
» pour la production des actes de la Vie (1). »

D'après cette Philosophie, la Vie est le résultat physiquement nécessaire de l'instrumentation qui exécute ce grand phénomène. Les instruments sont les auteurs infaillibles des fonctions et de tous les faits qui se passent dans l'Agrégat.

Pour penser et parler ainsi, il faut être en état de désigner toutes les conditions nécessaires pour la production de l'effet. L'horloger parle ainsi ; et je conviens qu'il a raison quand je le vois décomposer ma pendule, la recomposer, et en régler convenablement la marche. Ma conviction est complète quand je le vois faire une machine du même genre.

Je ne suis pas assez exigeant pour demander à l'Organicisme de composer un animal vivant de toutes pièces : je sais très-bien que son impuissance pourrait

---

(1) *Cours de Physiologie*, etc., cité : Tom. I, p. 14.

ne venir que de la difficulté de se procurer les matériaux, de les construire, de les agencer, de manière à ce que le système puisse jouer. Mais j'ai certainement le droit de n'avoir de la confiance en lui que lorsqu'il m'aura fait connaître *logiquement* et expérimentalement les conditions physiques d'après lesquelles un Agrégat Matériel doit infailliblement exécuter la Vie, de sorte que, les conditions étant présentes, la Vie ne puisse pas ne pas se faire. Dans le passage que je viens de transcrire, M. Bérard s'aperçoit qu'à l'occasion de la mort naturelle et nullement accidentelle, une ouverture de cadavre doit être fort fréquemment un sujet d'objection contre l'Organicisme; mais il croit pouvoir répondre en disant que *le cadavre n'est point organisé, en ce sens qu'il n'offre plus les conditions matérielles nécessaires pour la production des actes de la Vie.* — Cette réponse ne doit avoir une valeur que lorsque l'Auteur peut se flatter de déterminer les conditions *physiques* dont la présence rend la Vie nécessaire et infaillible. Quel est l'Organicien qui se vanterait de les démontrer?

Je dis les *conditions physiques*, car le mot d'*organisation* ne devient un sujet de schisme qu'en tant qu'il est pris dans le sens d'*instrumentation*, et par conséquent de causes mécaniques, chimiques, ou impondérables de l'Ordre Physique. Si quelqu'un s'avisait d'embrasser collectivement et sans distinction, sous le titre d'*organisation*, toutes les causes de la Vie quelles qu'elles fussent, cette intention serait ou un Paralogisme ou un Sophisme, et elle serait également indigne d'une contestation sérieuse et loyale.

Quand l'Organicisme affirme que la Vie est le résultat d'une *instrumentation*, d'où a-t-il tiré cette assertion ? Il fait valoir le livre de Glisson, *De Naturâ substantiæ energeticâ, seu de Vitâ Naturæ*. Qui ne voit que ce langage est un abus de métaphores ? Glisson trouve dans la matière les *Facultés Perceptiva, Appetitiva, Motiva*. Mais il y a long-temps que, dans la matière, les aptitudes ont été appelées des *propriétés*, et que, dans l'Être vivant, on a considéré les *facultés* comme des pouvoirs amovibles pareils à ceux qui varient dans l'Ordre Moral et Social. Oserions-nous employer sérieusement, en Physique, les mots *perception*, *appétit*, lorsque nous savons la valeur des mots *attraction*, *affinité* ? Dans l'idiome de la Science, il n'est pas permis de substituer les premiers de ces mots aux seconds. Quant à la motilité, on sait que la spontanéité du mouvement de la matière est un problème jusqu'à présent insoluble.

On peut remarquer en passant que l'expression de feu Geoffroy-St-Hilaire, *action de soi pour soi*, mise à la place d'*attraction*, n'a nullement été acceptée en Physique, tandis qu'elle pourrait être congrûment employée en Physiologie pour exprimer la tendance vitale à des adhésions entre deux embryons renfermés dans un même amnios. Pourquoi ? parce que cette expression découle naturellement de l'Ordre Métaphysique, et que, à s'en servir hors de cette sphère, il faut la réserver pour la Poésie, région de chimères où seulement le bon sens permet d'animer fictivement la pierre, les métaux, l'air, si l'imagination le demande.

Qu'est à présent la *Vie de la Nature* de GLISSON ? Depuis que l'on convient que la Vie d'un Agrégat est le phénomène temporaire qui se passe depuis le premier moment de son existence jusqu'à l'extinction du pouvoir renfermé dans ce corps, et où se remarquent *Ortus, Nutritio, Organorum Plastodynamica, Ætates, Propulsio, Morbus, Mors ;* ajoutons-y *Generatio* : je sais ce qu'est la Vie d'un corps limité, où je puis vérifier cette succession de phénomènes ; mais je ne conçois pas ce que peut être la *Vie de la Nature.* Si cette expression avait un sens dans le temps de GLISSON, elle n'en a aucun depuis la définition de LINNEUS : or, cette désuétude est un fier argument contre la justesse de la vieille acception.

Si notre esprit ne peut pas concevoir un Système de matériaux de l'Ordre Physique capable de produire *nécessairement* la Vie, l'Organicisme peut-il au moins nous faire apercevoir la causalité physique de ce grand phénomène dans le fait bien réel de la génération ? Il dit aussi que l'Embryogénie est le résultat d'une instrumentation. Mais quand nous examinons la matière informe, amorphe, parenchymateuse, gluante, qui contient la Puissance capable de former des organes et un animal, et d'opérer successivement et convenablement tous les actes de la Vie,... nous ne pouvons rien découvrir qui ressemble à une organisation ou instrumentation. Il y a un pouvoir invisible, inconcevable, inimaginable; mais pourquoi l'Organicisme s'obstine-t-il à dire que ce pouvoir est un système d'instruments, en dépit de nos sens, et même de notre imaginative plastique? Pour accepter son langage et ses propositions, il faudrait y être autorisé par quelque fait naturel, ou par quelque expression dont l'étymologie en conservât la croyance. Mais une machine produite par nos Arts n'est pas capable d'en produire une semblable. Quand un être vivant est sorti d'un autre être vivant, nous ne trouvons pas, dans le Dictionnaire de Physique, une expression qui rende ce fait; il y a long-temps qu'on l'a dit, et je l'ai plusieurs fois répété : cet être est *engendré* et non *manufacturé*. Parler de ce fait en termes consacrés à l'Ordre Physique, c'est faire à la fois des barbarismes et des antilogies.

L'Organicisme me reprochera peut-être d'avoir employé le mot *Instrumentation* dans les cas où il emploie le mot Organisation. Je le désirerais : si mon mot et le sien ne sont pas identiques, l'Organicisme se condamne lui-même. L'Organisation ne peut être radicalement que l'instrumentation ou le système des instruments. Si l'Organicisme prétend y mettre une idée de plus, il renferme dans ce mot une cause inconnue sous-entendue, capable de faire autre chose que ce que font les instruments solides, liquides, pneumatiques de l'Ordre Physique : cette réserve mentale, déloyale partout, est condamnée par la Science. S'il en était ainsi, je ne croirais pas me tromper beaucoup en interprétant cette conduite comme l'aveu clandestin et vergogneux d'une cause métaphysique, qu'on avait ridiculisée ou vilipendée, et dont on désirerait que le nom ne fût plus prononcé.

D'après tous ces motifs, j'use de la liberté dont M. BÉRARD m'a donné l'exemple : je *rejette* la définition Organicienne de la Vie et de sa Cause ; je viens d'émettre les raisons de ce rejet, pour qu'on ne me trouve jamais impoli à l'égard d'un Confrère dont je considère infiniment le savoir et les talents, et dont j'honore la personne.

Dans mes convictions, l'obstination de l'Organicisme est un scandale scientifique, dont il me semble que la Philosophie Naturelle Française devrait venger le siècle. J'adjure les Professeurs et les Écrivains qui cultivent et cherchent à perfectionner cet Art logique, de travailler de concert à en réviser et mettre en vigueur les principales règles, et d'être les surveillants et les censeurs bénévoles de leur application dans la formation que nous faisons de nos théories.

Je l'ai dit et je le répète trop souvent : l'*Art de Philosopher dans les Sciences Naturelles* n'est point spécialement enseigné dans les Écoles de Médecine ; l'Autorité qui les a douées de plusieurs chaires accessoires, a cru pouvoir se dispenser de cet Art si nécessaire et si peu cultivé. L'expérience prouve que, faute de ce guide, nous nous divisons en sectes, et nous ne savons pas nous entendre. Nous avons besoin que, placés hors de notre sphère, et dégagés des préventions de nos premières études médicales, les Philosophes veuillent répondre en Jurés aux questions graves malheureusement controversées.

A cette prière, il est tout naturel que ceux à qui je l'adresse demandent une série de questions dont ils puissent directement s'occuper, et auxquelles ils soient en état de répondre catégoriquement. Il ne serait pas difficile de faire pour cela un programme utile. Sans l'entreprendre aujourd'hui, je sens que nous pourrions en trouver presque tous les matériaux dans l'histoire des objections qui ont été faites contre les *Éléments de la Science de l'Homme*, de Barthez, et contre quelques autres de ses écrits. Je ne me souviens pas d'en avoir trouvé une qui ne fût un exemple de l'ignorance de la Philosophie Naturelle Inductive Baconienne, de la part de l'adversaire. Oui, les décisions des Professeurs dont je parle répondant aux objections faites contre la Doctrine Barthézienne, suffiraient, je crois, pour donner à cette Logique les développements dont l'Anthropologie aurait le plus de besoin. S'ils consentent à devenir médiateurs entre l'Organicisme et le Vitalisme, ils demanderont d'abord que les deux partis s'entendent très-bien sur la valeur des expressions doctrinales dont ils se serviront. Cette recommandation paraîtra complètement superflue, au moins pour des adversaires qui parlent la même langue maternelle ; mais j'ai de bonnes raisons pour penser que deux compatriotes attachés à deux Doctrines différentes peuvent ne pas s'entendre grammaticalement parlant. Je crois que nous en sommes une preuve M. Bérard et moi. Prenons un exemple dans sa Physiologie (1), où je lis une objection de l'Auteur contre une théorie de M. Burdach, fondée sur l'admission d'une Cause Métaphysique comme Principe de la Vie, théorie conforme à notre Enseignement, et que je dois défendre. Avant d'aborder sa réfutation, M. Bérard rappelle l'argument des Vitalistes contre les Organiciens, tiré de l'identité apparente des ovules de deux animaux de genres très-différents, ovules desquels sortent ensuite des individus si divers. Il ne dissimule rien de ce qu'il y a de vigoureux en faveur d'une cause plastique qui n'appar-

---

(1) *Cours de Physiologie*, etc. ; ouvr. cit. : T. I, pag. 16.

tient pas à l'Ordre Physique. « Voici, — dit-il —, » comment on raisonne. Si de matières qui ne » paraissent dissemblables ni au microscope, ni à » l'analyse chimique, il sort des êtres à configuration » si variée, n'est-ce donc pas qu'il y a un Principe » Vital qui préside à la configuration pendant l'évo- » lution de l'embryon, principe qui fait naître, aux » dépens d'une même substance, ici une souris, et » là un quadrupède colossal? »

Voici la préface de sa réfutation : « La thèse que » je développe ici, avec une sorte de complaisance, » n'est pourtant pas celle du plus grand nombre des » Physiologistes, ni des plus sévères parmi eux, et » je vous avouerai que je me prononce pour la Doc- » trine opposée. »

Sa réfutation n'est pas longue ; mais il importe d'en peser toutes les paroles, afin que l'on soit en état de reconnaître d'où provient la difficulté que nous trouvons à tirer des conclusions si différentes de prémisses également admises de part et d'autre. « Si la » Vie précède les organes, —dit-il—, elle ne précède » pas la petite masse plastique qui va s'organiser. » — Je n'ai aucune raison pour penser que les masses matérielles, des deux parents, aient été ni antérieures ni postérieures à la formation des éléments vitaux respectifs qui doivent opérer la conception. Chaque parent fournit sa part d'Agrégat Matériel et de Cause Vitale nécessaire à la génération ; mais je ne prétends pas spécifier ces éléments dans une opération aussi mystérieuse.

« La constitution de ce petit amas de matière qui
» forme le germe est telle, qu'elle jouit de la propriété
» de subir, sous certaines influences, le développe-
» ment, les transformations qui vont donner naissance
» au fœtus, et il n'est pas nécessaire d'admettre en
» plus un ouvrier caché dant ce petit amas de ma-
» tière. »

Avant d'aller plus loin, qu'est-ce que l'Organicisme appelle un *germe*? Nous ne donnons certainement pas, M. Bérard et moi, le même sens à ce mot. Quelles conditions faut-il qu'il y ait, dans ce *petit amas de matière*, pour qu'il puisse porter le nom de germe? Ces conditions sont-elles mécaniques, chimiques, pneumato-physiques? Les Chimistes se chargeraient-ils de composer un *germe* de toutes pièces? — Non, le petit *amas de matière* n'est *germe* que lorsqu'il a été fait par les parents vivants : ce sont eux qui ont donné à ce *petit amas* le pouvoir de former leur semblable. Sans ce pouvoir paternel, il n'y a point de *germe*, et le mot *germe* n'entre pas dans un Dictionnaire de Physique. — Le *petit amas* ne jouit donc pas de la *propriété* de subir le développement : il possède une *faculté* d'un autre ordre. Le pouvoir qu'il a acquis par la fécondation ne provient donc pas de ce qui tombe sous nos sens. La transformation du petit amas en souris ou en éléphant ne peut donc pas se faire sans un *ouvrier si caché* que nous n'avons rien vu ni rien imaginé de pareil.

« Que m'importe l'exiguité de ce germe ! Y a-t-il » rien de grand ou de petit aux yeux de la Nature? » Et quant à sa mollesse, elle est précisément favo- » rable aux transformations qu'il doit subir. »

M. Bérard peut être tranquille sur les résultats des qualités physiques de l'objet dont il s'agit : nous ne sommes pas en peine de savoir quelles sont la couleur, la consistance, les dimensions du *petit amas de matière* qui a la faculté de germer. Nous savons qu'aucune de ces circonstances ne produit cet effet. Qu'est-ce que *germer*? C'est s'accroître; attirer à soi des molécules chimiquement incapables de s'unir, mais propres à former, sous l'empire d'un Pouvoir plastique, des tissus et des humeurs organiques; c'est façonner des instruments; les coordonner pour que l'instrumentation puisse servir à la Vie; c'est tout disposer, de manière que l'Agrégat devienne le représentant des parents créateurs du *germe*; c'est ordonner sans cesse tous ces matériaux, de manière à ce que leur emploi tende toujours à ces résultats, etc. — En présence de ces merveilles, il ne nous est pas possible de songer à des cristallisations, ou à d'autres mouvements de l'Ordre Physique : notre esprit ne se tourne que vers des causes métaphysiques qui agissent perpétuellement *ratione moris*.

« Les partisans de l'opinion que la Vie est une

» cause et non un résultat, concèdent que, dans l'être » qui a subi son développement, ce principe ne peut » rien sans l'organisation, c'est-à-dire sans la matière » du corps. »

Ce langage n'est pas le nôtre ; les *concessions* dont vous parlez, ce n'est pas nous qui les avons formulées, et elles nous sont suspectes. Nous ne disons pas que la *Vie est une cause* : nous disons que la Vie est un phénomène temporaire très-complexe ; que nous en cherchons la cause ; que nous ne trouvons cette cause dans aucun des objets physiques que nous connaissons, ni dans l'Agrégat matériel qui est le siége et l'instrumentation de sa Vie; que nous ne trouvons pas non plus la cause dont il s'agit dans l'Ame Pensante, et que par conséquent nous en caractérisons les effets, pour être en état d'en mieux signaler la nature.—Nous ne concédons pas davantage que cette cause ou ce *principe ne peut rien sans l'organisation, c'est-à-dire sans la matière du corps* : nous soutenons, au contraire, que ce principe nous fait voir fréquemment, par les événements qui se passent sur la scène, ou par les mouvements des instruments, qu'il est survenu en lui des changements dont l'origine ne peut se trouver ni dans l'*organisation* ou instrumentation, ni dans la *substance* du corps. — En passant, on remarquera que, chez nous, l'*organisation* n'est pas la même chose que la *matière du corps*.

« Pourquoi en serait-il différemment dans le germe?»

L'auteur parle toujours du germe comme d'un corps soumis seulement aux lois de l'Ordre Physique : pour nous, un corps n'est germe qu'en tant qu'il est pénétré de la Cause Vitale qui exécutera les fonctions plastiques quand ses circonstances seront favorables. Comment s'entendre avec des préventions si différentes ?

« Faudra-t-il donc admettre deux périodes : l'une » où c'est la Vie qui crée le corps, et l'autre où c'est » le corps qui engendre et entretient la Vie ? »

Encore une fois : le corps mis dans les seules conditions de l'Ordre Physique, ne produit pas la Vie ; il ne fait que se corrompre. Pour que la Vie s'exerce en lui, il lui faut une Force Vitale née de ses parents. Si un corps capable de germer demeure dans l'inaction, c'est qu'il n'est pas dans les circonstances favorables. Dès qu'il sera dans la position convenable, elle changera son corps, et convertira cette masse amorphe en un théâtre et en des instruments que l'Agrégat seul était incapable de former.

« Vous conviendrez que cela est peu logique. »

Il me le semble bien : voilà précisément pourquoi nous n'avons pas dit un seul mot, de notre vie, qui nous mît en état de mériter ce reproche.

« Aussi quelques-uns n'ont-ils pas commis cette » faute contre la Logique, et ont-ils continué de » confier à la direction suprême du Principe Vital

» les fonctions de l'animal muni de tous ses ap-
» pareils. »

J'ignore quels sont les Vitalistes qui n'ont pas raisonné ainsi, et qui ont péché contre la Logique. Quoi qu'il en soit, je ne les plains pas ; ce n'est pas la faute de notre Enseignement.

« Remarquons-le, MESSIEURS, il y a des choses
» bien dures à croire dans l'*hypothèse que la Vie est*
» *un Principe*, et que c'est elle qui crée les organes
» à l'aide desquels *elle se réalise pour ainsi dire.* »

Je m'arrête d'abord sur cette phrase, quoiqu'elle ne soit que le commencement d'une pensée, parce qu'il y a deux idées blessantes : d'abord la Force Vitale prise pour une hypothèse ; ensuite une accusation contre nous d'avoir enseigné une cause qui se crée elle-même spontanément du néant.

L'esprit de la Philosophie Naturelle Inductive, qui est notre règle, est d'exclure de la Science toute hypothèse ; et quand il s'agit de formuler les causes invisibles et inconnues, d'avoir recours aux précautions du Nominalisme, de les nommer d'après leurs effets, et de travailler sans cesse à les caractériser par l'acte mental de l'*induction*. Serait-il possible qu'un travail auquel nous nous sommes livrés avec tant de labeur et d'attention, pour éviter l'illusion appelée hypothèse, eût pour résultat cette même déception pour laquelle nous avons montré tant d'éloignement et de dédain ?

L'*Induction*, qui nous occupe sans cesse, se fait lentement par la recherche des analogismes naturels, et pour ainsi dire par la parenté des causes entre un grand nombre de faits. Cet acte logique a beaucoup de rapport avec l'opération mentale qui se fait lorsque, aux Assises, un Juré se trouve dans l'obligation d'avoir une connaissance exacte sur le crime dont il s'agit, sur les causes, sur le degré de culpabilité des divers accusés, et même sur les notions particulières et extrajudiciaires acquises d'ailleurs, et qui peuvent influer sur la décision des questions actuelles.

Ce travail mental consciencieux est toujours attentif, patient, et souvent d'une lenteur extrême.

Les cent témoins que le Juré entend, les pièces écrites qui lui ont été communiquées, sont séparément des notions de peu de valeur. Mais avec du jugement, de l'attention et de l'impartialité, il parvient à trouver dans son entendement une collection de probabilités qui paraissent se combiner ensemble, et former une sorte de cristallisation intellectuelle, à laquelle la volonté même ne peut pas résister. Quand il est interrogé sur la cause demandée, il répond en des termes qui expriment une vérité de certitude morale, *en son âme et conscience*.

Le travail mental d'un Avocat qui doit plaider pour un client, ou défendre officieusement ou officiellement un accusé, est-il de la même nature que celui du Juré ? Non certes ; il songe à gagner le procès, à sauver le prévenu, ou à tirer le meilleur parti possible de sa cause. Pour cela, il dispose dans sa tête des faits et des arguments favorables, et il a soin de dissimuler toutes les vérités qui pourraient les affaiblir : c'est ce que l'on appelle *imaginer un système de défense.* La conviction n'y est pour rien : La vraisemblance des choses et la persuasion des Juges sont les seuls objets qui l'occupent.

Le résultat d'une Induction doit être une connaissance dont on pourra toujours formuler l'expression, suivant les limites exactes de son étendue. Si la quantité de connaissance est suffisante pour qu'on puisse agir sans danger, on ne reste pas dans l'inaction. La proposition est énoncée ; en l'enseignant, on l'entoure de toutes les idées capables d'en fixer les caractères et d'en délimiter les bornes. La formule d'une telle déclaration ne peut jamais s'appeler *hypothèse*, parce qu'elle ne porte en elle aucune supposition, aucune anticipation ; qu'elle n'exprime que la déduction de toutes les données acquises, et qu'elle n'arrête en rien les progrès.

Le *système de défense* de l'Avocat est, au contraire, un modèle d'hypothèse.

Si M. Bérard avait bien voulu être rigoureux dans la signification des mots employés, il n'aurait pas donné le nom d'hypothèse à la Doctrine du Vitalisme. Il n'y a de supposition ni dans la dénomination de la cause, ni dans l'insinuation de sa nature. Cette cause est caractérisée par ses effets, son origine, sa fin, et par les différences qui se montrent entre deux causes ses voisines, l'Ordre Physique, et la Puissance Psychique. Notre censeur aurait aussi rendu justice à la peine que le Vitalisme se donne pour se tenir au courant de tous les faits anthropiques capables de fournir matière à l'Induction.

Au reste, M. Bérard est plus en état que personne de distinguer la différence qui existe entre la Méthode Inductive et la Méthode *à priori*. J'en appelle à sa conscience pour qu'il dise si l'Enseignement qu'il préfère peut porter d'autre nom que celui d'hypothèse. Le nom d'*Organicisme* exprime que tout être vivant composé d'*instruments* n'a pas d'agent hors de ces instruments, et que l'instrumentation est le principe d'action de tout ce qui se fait dans la Vie. Cette proposition arbitraire, dénuée de toute vraisemblance, de toute analogie, est dans la condition de l'Athéisme, et n'est pas susceptible d'une discussion. Elle anéantit tout d'un coup la distinction de Bacon entre l'Ordre Physique et l'Ordre Métaphysique, et alors tout ce qui se passe se fait par nécessité.

L'Organicisme ne veut pas dire, comme Cabanis, que *le moral n'est qu'un point de vue du physique* : il admet une Ame pensante. J'ignore s'il parle ainsi par conviction, par convenance ou par hypocrisie; mais, quoi qu'il en soit, une Ame pensante dans le

Monde suffit pour la distinction de BACON. Or, dès que ces deux ordres sont connus, l'Organicisme ne peut pas se soutenir : c'est une opinion qui est en opposition avec toute l'Anthropologie. Quand on est forcé de reconnaître deux ordres de causes naturelles, pourquoi s'obstiner à refuser l'admission d'un troisième, quand les faits l'exigent. DIDEROT et CABANIS avaient de bonnes raisons pour ne pas admettre deux ordres de substances.

Quant à la conclusion ridicule que M. BÉRARD croit pouvoir tirer du Vitalisme, que *le Principe Vital se réalise lui-même* : je ne sais pas comment il arrive à cette terminaison, quand notre Doctrine proclame sans cesse que la Vie ne vient que de la Vie ; que toute Force Vitale procède d'une Force Vitale ; que la génération spontanée nous paraît impossible ; que, pour nous, les parasites sont des générations anomales de Forces Vitales normales.

Entre les choses que notre censeur trouve *bien dures à croire* dans le Vitalisme, est la suivante : « Dans une graine qui sera restée cinquante ans sans » germer, et qui germera au bout de ce temps, le » Principe Vital était donc là sommeillant pendant » cette longue période, au bout de laquelle la chaleur » et l'humidité du sol l'auraient éveillé ! » L'incrédulité de la *latence* de la Force Vitale me surprend bien plus que le phénomène lui-même. La suspension de l'activité de la Force Vitale est-elle plus inconcevable que la suspension de la pensée dans le sommeil de plusieurs années? — Est-ce que, dans l'Ordre Physique, les forces actives des formes impondérables ne sont pas capables de rester indéfiniment latentes, jusqu'à ce que des circonstances extérieures leur fournissent l'occasion de réagir? Combien de temps la poudre à canon peut-elle conserver son efficacité dans la boîte ou dans la cartouche? La suspension d'action par des causes extérieures est également commune dans les deux ordres de la Nature. Mais cette suspension sans cause extérieure et seulement par des convenances internes, ne se voit que dans l'Ordre Métaphysique. Quant à la réalité du fait, elle est incontestable pour les Médecins.

Terminons l'énumération des exemples que je devais présenter de nos contestations, provenant d'un défaut de rigueur tantôt de Logique, tantôt d'expressions et de dénominations. Le dernier sera ce passage du même lieu : « Remarquez que l'argument » que j'ai tiré tout à l'heure de la diversité des formes » animales opposées à l'uniformité d'apparence des » œufs, argument qui vous a peut-être éblouis, est » plus spécieux que solide. Un œuf n'est pas un » germe; c'est une partie destinée à nourrir un germe, » lequel n'occupe d'abord dans les parois de cet œuf » qu'une place excessivement petite. »

Je ne vais pas plus loin : l'œuf a donc une destination. Mais une *destination* suppose une *intention* :

or, qui possède dans l'animal une tendance finale? Dira-t-on qu'un instrument de l'Ordre Physique a l'intention de seconder la *destination* de l'œuf? Le seul mot de *destination* rappelle toujours une action métaphysique. Si la cause immédiate n'est pas intelligente, il faut au moins qu'il y ait en elle un penchant à tendre vers un but, en luttant contre les impressions accidentelles qui s'y opposent. BAYLE le Philosophe a très-bien traité cette matière, et a fait voir qu'il est impossible d'éluder, dans la théorie de la Vie, l'idée d'une cause finale transcendante, surtout quand on songe que cette puissance agit de manières très-différentes, appropriées aux éventualités diverses qui intéressent le système.

Il est donc aisé de voir pourquoi je désire si vivement la médiation des Philosophes : j'espère que quand ils seront instruits de nos divisions intestines, ils voudront bien nous exercer à penser logiquement et à parler congrûment.

V.

Possibilité d'une Nosologie Naturelle d'après les connaissances acquises dans notre École sur la Constitution de l'Homme.

Une analyse rapide des Leçons ici colligées semblerait devoir terminer cette Préface; mais une table des sommaires de ces Leçons suffira pour que le Lecteur sache quels sont les sujets que j'ai traités.

Une intention que j'avais en faisant ce travail, et que le sens littéral des titres n'exprimera pas suffisamment, me paraît utile à connaître, et je l'expose dans cette Introduction.

Le but principal de la Physiologie enseignée dans une Faculté de Médecine, est, à mon sens, de donner à l'Art Médical les connaissances profondes qui lui méritent la dignité de Science. Or, cet Enseignement n'obtient ce résultat que lorsque la Médecine pratique est partout philosophiquement anthropologique.

La Physiologie actuelle des Écoles Médicales a trop le caractère de ce que DARWIN appelait la Zoonomie, d'un code des lois de tous les êtres vivants, et surtout des animaux. Nous ne pouvons pas nous attendre à trouver dans ce grand dépôt ce qu'il nous importe le plus d'acquérir pour notre profession : une Physiologie comparée se compose essentiellement des *communitates* ; c'est dire que les faits et les déductions qui appartiennent à l'Histoire de tous les êtres animés, sont trop vulgaires pour nous instruire, et ne sont certainement pas les notions qui nous intéressent le plus. Son étude seule nous ferait perdre de vue les recherches particulières qui doivent surtout nous occuper. L'homme a dans sa constitution des éléments qui ne se retrouvent dans aucun des autres êtres vivants de la Nature. De plus, une Puissance commune qui peut s'appeler partout la Force Vitale, ne peut pas se passer d'une étude spéciale : sa participation à la Vie humaine a exigé pour elle une nature différente de celle de la Force Vitale des bêtes. Un examen direct de cette Puissance est donc pour nous indispensable ; je ne doute pas de l'utilité de la Zoonomie, mais à mes yeux elle n'est ni nécessaire, ni suffisante.

L'étude concentrée de la Constitution de l'Homme est d'autant plus précieuse, qu'elle nous fournit une connaissance plus certaine que celles que nous tirerions des Physiologies comparées. Ne parlons pas de l'Anatomie humaine pour laquelle il n'est plus permis d'avoir recours à l'analogie : pouvons-nous étudier le Dynamisme humain hors de nous? Notre sentiment de conscience nous fournit le moyen de connaître la Dualité de notre animation : une des deux Puissances est elle-même l'observateur et le sujet de l'observation. Il lui est permis aussi d'étudier l'autre qui est le seul être avec lequel elle puisse communiquer. Le monde lui serait inconnu sans cet intermédiaire. C'est par la contemplation et la réflexion de ce que nous ressentons en nous, et par la comparaison de notre existence avec celle de nos semblables, que nous acquérons la notion de causes métaphysiques différentes, de puissances invisibles qui exécutent la Vie sous des formes prodigieusement variées, et qui nous font reconnaître les deux grandes classes des causes de la Nature, celles qui opèrent *ratione entis*, et celles qui agissent *ratione moris*.

Quoiqu'un Zoologiste très-savant et très-distingué ait dit que l'Homme est la réunion de toutes les forces et aptitudes vitales disséminées dans tous les animaux, je ne crains pas d'avancer que la Physiologie Zoologique ne serait pas capable de nous faire soupçonner l'Homme tel qu'il est, tel que le Médecin doit le connaître, et que, par contre, la Physiologie humaine, profondément étudiée, est la seule clef des Physiologies des deux Règnes Vitaux ou Organiques. Ce que nous connaissons intuitivement en nous compose une vraie Science. Ce que l'on conjecture dans les bêtes et dans les plantes est si obscur, si incertain, si douteux, que leurs Dynamismes ne sont que des sujets de problèmes, et des occasions d'erreur, pour les Naturalistes étrangers à la Médecine de l'Homme. Les lumières que nous trouvons dans les doctrines des Dynamismes des êtres organisés se réduisent, ce me semble, aux inductions analogiques que les Médecins ont pu tirer des natures et des facultés du Dynamisme de l'homme, et qu'ils ont communiquées aux Naturalistes.

Condillac et son École ont ignoré ou dissimulé la différence qui existe entre l'Instinct et l'Intelligence. Quand j'étais Écolier de Philosophie, on enseignait que les bêtes raisonnent. Les novices, qui savaient par cœur les Sept Psaumes, répétaient de temps en temps : *Nolite fieri sicut equus et mulus : quibus non est intellectus*. Mais dans les Sabattines, les plus avancés nous demandaient d'un ton fort hautain : *Qu'est-ce que l'Instinct*? Il y a aujourd'hui des Naturalistes qui ont fait la même question du même ton : les Médecins qui ont étudié la Constitution de l'Homme, ont pu leur répondre, et leur apprendre à distinguer dans l'Homme lui-même les instincts d'avec les désirs motivés. La Médecine Hippocratique enseigne même, avec preuve, que les premiers et les seconds ne procèdent pas de la même source; que l'Instinct est une faculté de la Force Vitale; que, chez nous, il est souvent le vice-gérant, l'auxiliaire, le coopérateur de l'Intelligence; mais que quelquefois il est son rival, son ennemi, son adversaire, tantôt vainqueur, tantôt vaincu.

La réalité d'une faculté pareille dans une Puissance animatrice dénuée de raison, est la source du plus fort argument contre l'Intelligence des bêtes, et en même temps contre l'absurde hypothèse de leur *mécanisme* cartésien. Cette connaissance médicale justifie le sens commun : nous pouvons chasser, pêcher, nous nourrir de la chair des bêtes à corne, sans être accusés d'inhumanité ou d'ingratitude; abattre, sans procès ni jugement, les animaux dangereux, inutiles ou incommodes, et ne les soigner qu'en proportion des avantages que nous en tirons.

Nos connaissances sur la Constitution de l'Homme,

la Dualité des Puissances de notre Dynamisme, la différence de leur nature, la distance énorme qu'elles nous font apercevoir entre l'homme et la bête, sont la source de trois idées dignes de sérieuses méditations.

La première est la nécessité de reconnaître combien sont bornés, par rapport à la Science de l'Homme, les résultats tirés des vivisections;

La seconde est l'utilité d'examiner de près la distance qui sépare la Médecine humaine et l'Art vétérinaire;

La troisième est l'importance médicale d'étudier profondément la *Doctrine de l'Alliance* des deux Puissances du Dynamisme Humain, Doctrine qui ne peut appartenir qu'à l'Homme, qui est la base de la pratique d'une grande partie de l'Art de guérir, et qui est féconde en applications aussi curieuses que profitables.

L'étude de l'Alliance n'est pas seulement une partie très-considérable de la Médecine pratique, mais elle nous est encore de la plus grande utilité pour la connaissance spéciale de la Force Vitale humaine, et pour le signalement des caractères qui la distinguent d'avec les Puissances Vitales des bêtes.

Telles étaient les pensées qui me préoccupaient dans le temps où je composais mon *Bouclier d'Achille Médical*, et les Leçons explicatives qui devaient servir à l'instruction de mes auditeurs. La forme d'Enseignement que j'avais choisie cette année n'était pas une exposition dialectique, régulière, enchaînée des propositions fondamentales de la Science : ce n'était qu'un rappel pittoresque d'un certain nombre de vérités abstraites antérieurement démontrées, et qui me paraissaient actuellement les plus urgentes. J'ai donc rappelé :

La Constitution de l'Homme, son Agrégat Matériel, son Dynamisme composé de deux Puissances, qui montrent des facultés et des modes d'agir, assez différents, pour qu'ils ne puissent être considérés comme étant de même nature ;

La différence qui existe entre l'homme et la bête, manifestée par les motifs d'action dans ces deux êtres; la bête n'agissant que par des instincts personnels conservateurs ; l'homme agissant tantôt par des instincts voluptueux, sans être exempt de sa responsabilité tant qu'il est dans son état normal, tantôt par des motifs moraux raisonnés, quelquefois supérieurs à tous les intérêts égoïstes ;

L'éducation réciproque que les deux Puissances de l'Homme se donnent, depuis la naissance jusqu'à l'état adulte.

En passant, j'ai fait remarquer dans l'Homme deux propensions mimiques : une purement instinctive, l'autre mentale raisonnée. La première se trouve dans certains animaux, mais la seconde ne se voit que dans l'Ame humaine.

Dans l'Histoire de la Vie humaine, de ses âges et de la mort, j'ai rappelé les procédés des deux Puissances; la configuration fusiforme de la Force Vitale, emblème de son commencement, de son adolescence, de sa jeunesse et de sa virilité, enfin de sa vieillesse et de son extinction : en regard, la Vie mentale, d'abord latente pendant la Vie intra-utérine, ensuite confuse, après la naissance, avec celle de la Force Vitale, puis continuant de se développer, évasant son paraboloïde durant le rétrécissement progressif du fuseau, et s'éclipsant subitement au niveau de l'anéantissement ou de la troncature de sa contemporaine. J'avais fait en sorte, long-temps auparavant, d'établir cette vérité dans ma *Preuve de l'Insénescence* (non-vieillesse) *du Sens Intime de l'Homme pendant la progression décroissante de la Force Vitale.*

Les livres élémentaires scolastiques de Physiologie ne présentent guère la Nature Humaine qu'en tant qu'elle exécute les fonctions en santé. Il en est arrivé que vulgairement on se borne à renfermer sous ce titre la théorie des phénomènes de l'état hygide. Le nom de la Science nous promet pourtant plus que cela : elle veut nous faire connaître la théorie de toute la Vie humaine. Or, l'état morbide n'est pas un simple *détraquement* du système : c'est un mode de la Vie humaine qui a des lois entées, combinées avec celle de l'état normal. Aussi nous ne pouvons nous flatter de posséder la Science de la

Nature Humaine, qu'autant que nous avons acquis des notions suffisantes sur ses procédés dans toutes les circonstances où elle a pu se trouver.

J'ai donc cru travailler au comblement de cette lacune de notre Enseignement, en faisant voir à nos Élèves comment nos connaissances sur la Constitution de l'Homme sont confirmées par l'analyse des faits pathologiques ; comment l'union des divers ordres de phénomènes de la Vie agrandit la Physiologie Humaine, et comment cette Physiologie devient réellement vivifiante pour la Médecine pratique.

Suspendant, en conséquence, les théories des phénomènes hygides, j'ai porté l'attention de mon auditoire sur la Physiologie Pathologique ; et j'ai cherché à lui faire comprendre ce que peut être une *Nosologie Naturelle*, problème depuis long-temps proposé, mais resté intact malgré quelques essais, faute d'en avoir compris les conditions.

Que peut être une *Nosologie Naturelle*? Sur quoi doit être fondée une Classification de Maladies, pour qu'elle mérite ce titre?

Les Nosologies systématiques dont nous nous servons sont arbitraires. Les Maladies y sont groupées d'après des considérations superficielles. On l'a assez dit, on le répète encore, le schématisme des symptômes, l'opinion du siége de la maladie, la longueur et la brièveté de la durée, l'impétuosité ou la torpeur de l'action vitale dans la succession des phénomènes,..

n'ont pas plus de valeur que l'Anatomie pour disposer et lier naturellement les phénomènes pathologiques. Des faits évidents détachés sont des épilogismes qui peuvent suffire pour des méthodes scolastiques ; mais ils sont sans intérêt aux yeux des Praticiens, et des hommes qui visent principalement au progrès de la Science. Pour eux, les groupes et les disjonctions discrètes des faits morbides doivent exprimer ou des parentés d'une origine commune, ou des incohérences réelles. C'est dire que l'entendement voit entre ces objets ou des analogismes profonds, ou des solutions de continuité dynamiques. Les dispositions des phénomènes faites d'après ces intentions, ne constituent pas simplement un ordre qui plaise à l'œil ou à l'imagination : elles forment le premier lien entre la Théorie et la Pratique ; car l'analogisme est souvent le commencement d'une indication, et la disjonction est un avertissement au Médecin de ne pas compter, en Thérapeutique, sur des ressemblances purement apparentes.

Une Classification faite d'après ces dernières vues constituerait réellement une Nosologie Naturelle. Pour la tenter, il me paraît que la première condition indispensable est d'avoir des idées nettes sur la Constitution de l'Homme. Quelques essais qui ont été faits dans l'intention de classer naturellement les Maladies, n'ont eu aucun succès : n'en soyons pas surpris, si les Auteurs ne se sont pas préalablement munis des notions que je regarde comme étant indispensables pour arriver à ce but.

Le beau livre d'ALIBERT, intitulé : *Nosologie Naturelle, ou les Maladies du Corps Humain distribuées par familles*, ouvrage fort utile par les faits nombreux dont il est rempli, ne peut pas raisonnablement porter les titres de Nosologie *Naturelle*, de *Maladies distribuées par familles*. Il y avait sans doute une telle intention chez l'Auteur; mais avait-il réfléchi sur les conditions qui sont nécessaires pour lier les objets conformément à cette métaphore? Pour exécuter l'opération mentale ainsi dénommée, il est indispensable d'être en état de distinguer et de lier les Maladies, au moyen d'une filiation dont on peut assigner les origines patriarchales, et de constater entre elles la parenté, les alliances, les agnations, les cognations qui remontent jusqu'aux ascendants les plus éloignés. — Il ne paraît pas qu'ALIBERT ait suivi ces arbres ni leurs branches : au lieu d'aller à la recherche des ancêtres de chaque famille, il considère les maladies dans leur place, et il ne les classe que d'après leur siége ou leurs symptômes les plus saillants. Des dix familles assemblées dans ce volume, il y en a six qui sont signalées par le nom des lieux où l'Auteur les a étudiées, et quatre par le nom du désordre le plus apparent qu'elles occasionnent.

ALIBERT n'était cependant ni Cartésien, ni Organicien : il était Solidiste à la manière de HALLER.

« Je n'ai, — dit-il —, aucun besoin de disserter ici
» sur les faits primitifs qui doivent servir de base à la
» Pathologie et à la Médecine pratique. La vérité
» première de l'Art de guérir est incontestablement
» celle qui consiste à regarder les Forces Vitales
» comme régulatrices de toutes fonctions de l'éco-
» nomie animale. Cette vérité n'est point établie sur
» de vaines spéculations, mais sur une étude appro-
» fondie de la marche de la Nature. Qui oserait sub-
» stituer à la Doctrine Physiologique de ces forces
» ces théories étrangères, introduites par les Physi-
» ciens et les Chimistes, et qui n'ont pas même le
» mérite d'être spécieuses pour quiconque juge saine-
» ment des choses ! On ne doit pas plus nier l'exis-
» tence de la sensibilité et de l'irritabilité, qu'on ne
» saurait s'empêcher de reconnaître les forces d'at-
» traction pour expliquer les lois harmoniques qui
» régissent ce vaste Univers. » D'après cette manière de penser, on pouvait croire qu'il irait chercher la source de beaucoup de Maladies dans *les Forces Vitales régulatrices des fonctions de l'économie animale....*; mais non : il les a toutes vues dans l'*Instrumentation.*

Il ne paraît pas avoir réfléchi sur la valeur de la *catachrèse* que les Botanistes ont introduite dans la classification des plantes, quand ils ont appelé *Familles* les Groupes qu'ils en ont formés. Cette expression, transportée dans la Nosologie, ne me semble réellement utile qu'à condition qu'on réunira les

Maladies d'après les lois que les Généalogistes savants et consciencieux s'imposent dans la construction de leurs *arbres* de familles.

Mais il n'y a pas la moindre apparence qu'Alibert ait songé à faire, en Nosologie, des travaux intellectuels d'une nature analogue; il n'est pas même vraisemblable qu'il ait eu les connaissances de la Constitution de l'Homme, qui sont indispensables pour s'engager dans des recherches de ce genre. Aussi, quoi qu'il en dise, il m'est impossible de voir dans son Livre, ni des *Familles* de Maladies, ni des intérêts naturels communs dans les Membres de ses catégories, ni des ascendances dignes de remarque. Sa Classification tout-à-fait Organicienne, est à une Nosologie Naturelle telle que nous la concevons, ce que les listes des habitants d'une ville apportées par les Iliers qui en ont fait le catalogue dans leurs îles respectives, seraient aux généalogies exactes de toutes les familles.

Les Maladies sont des phénomènes insolites et pénibles qui se manifestent dans des parties du corps vivant, et qui sont le signalement des *Affections* (ou *natures morbides*) respectives du Dynamisme. La présence de ce phénomène est le sujet d'une investigation : il faut en chercher la raison suffisante, non-seulement pour satisfaire l'esprit, mais encore pour se mettre en état de faire disparaître cet état défavorable, et de ramener la sérénité dans l'individu qui est le sujet de l'événement.

La recherche des causes étant l'objet le plus important, nous devons nous appliquer à leur découverte, et par nos sens, et par notre intelligence. La connaissance que nous possédons sur la Constitution complexe du système humain, — petit monde unitaire —, et sur les actions et réactions qui s'exercent, pendant toute la Vie, entre ce petit monde et le milieu qu'il habite, doit nous fournir les origines des événements fâcheux. C'est à nous de déterminer le phénomène initial, et d'apercevoir les modes de causalité physiques et métaphysiques qui ont dû lier ce commencement avec l'état morbide qui nous occupe.

Un calcul pareil essayé sur beaucoup de maladies diverses, et fait dans les deux sens, du fait évident à l'initiative, et de l'initiative à l'effet manifeste, nous a fait connaître un certain nombre d'origines auxquelles doivent se rapporter tous les phénomènes nosologiques quelque variés qu'ils soient.

Le Médecin qui, en étudiant son sujet, a autant porté son attention sur le Dynamisme de l'Homme que sur son instrumentation, ne donne pas le nom de *Maladie* indistinctement à toutes les imperfections d'un acte de la Vie. Ce nom est réservé pour les cas où le Dynamisme n'étant pas dans son état normal, souffre plus ou moins de l'impuissance où il est de mettre en action, selon ses tendances, les instruments des phénomènes de la Vie. Des altérations de quelque partie de l'instrumentation, qui dégraderaient la régularité des formes, et rendraient ou nulles ou incomplètes certaines fonctions relatives, sans que le Dynamisme s'en ressentît, ne porteraient que le nom de *Vices*. *Maladie* est un mot qui n'appartient point à la langue des Sciences Physiques : il est dans le Dictionnaire des Sciences Métaphysiques. Le public, sans se rendre compte de cette distinction, ne l'emploie que suivant cette acception.

I. Les *Vices Anatomiques* ne sont pas exclus néanmoins de la Nosologie : pourquoi ? parce qu'un vice qui dépare l'individu est le reste d'une ancienne Maladie, depuis long-temps dissipée, que la Force Vitale n'a pas pu réparer. Ça été l'effet d'une impuissance du Pouvoir médicateur ; ou une tendance perverse de la faculté plastique à l'âge embryonnaire de l'individu ; ou une désorganisation produite par une des Affections Corruptives, et dont la force médicatrice n'a pas été capable d'effacer les désordres. Ou bien, c'est le résultat d'une impression violente venue de l'extérieur, que la Force Vitale a pu ressentir, mais qu'elle a dû subir par son infériorité naturelle. Quoi qu'il en soit, les malheurs sont oubliés ; le désordre irréparable est ou : 1° un incomplément du système ; ou 2° une difformité, une anomalie, une monstruosité ; ou 3° un invalidement : mais cela n'empêche pas le sujet de jouir de la santé. — D'ailleurs, l'Art peut quelquefois dissimuler une partie de cette disgrâce.

I *bis*. Je ne puis ni séparer de ces vices anatomiques, ni renfermer confusément dans la même catégorie, des dégradations progressives qui se font dans certaines parties, non par une Affection de la Force Vitale, mais par une imperfection primitive de leur tissu, et par une caducité précoce qui en résulte. Ces *caducités prématurées*, telles que les caries des dents, l'érosion des arcades dentaires, l'infirmité croissante de certains muscles, les contractures et les transformations de quelques-uns de ceux des jambes, etc., surviennent au milieu d'une santé parfaite.

II. *Maladies par Traumatisme*. — Toute impression qui altère la constitution physique ou chimique des parties du corps humain, exerce sur la Force Vitale de l'Homme une *susception*, ou comme disait LEIBNIZ, une *perception* qui intéresse l'Unité Vitale de manière à changer l'ordre habituel des fonctions naturelles. Cette susception ne s'arrête pas ordinairement dans la Force Vitale ; pour peu que l'altération soit réelle et que le corps soit entamé, l'Ame pensante en est instruite par une sensation ou *aperception* (LEIBNIZ) plus ou moins ingrate. Aussi, le résultat est un phénomène réactif par lequel le Dynamisme montre la part qu'il prend à l'événement. Tous les phénomènes qui surviennent, en conséquence de la *susception* et de l'*aperception* du double Dynamisme, constituent le *Traumatisme* du cas actuel.

Ces conséquences sont :

1° Le *ressentiment dynamique*, très-variable suivant les dispositions de l'individu. Quoiqu'en général il soit proportionné au désordre physique primitif, il peut être grave, très-dangereux, mortel, lors même que ce désordre est médiocre : βλάβη (GALIEN).

2° La *manifestation réactive*, telle que l'escarre, l'inflammation, les suppurations, les fluxions, l'hémorrhagie, les convulsions toniques ou cloniques, etc.

3° L'*action médicatrice* qui amène la réparation, telle que mondification, cicatrisation, expulsion des esquilles, soudure.

III. *Maladies Réactives à cause d'une irritation non vulnérante.* — Il est un autre ordre de Maladies réactives qui sont le résultat d'une impression malfaisante, quoique leurs causes n'aient nullement altéré la substance des *chairs*. Je citerai pour exemples le phénigme causé par la moutarde pilée, le vésicatoire par les cantharides. Il n'est pas possible de prouver que, dans ces impressions, il y ait eu une atteinte physique de la partie sur laquelle le moyen a été appliqué : ce qu'il y a de certain, c'est que ces topiques, mis sur le cadavre, ne produisent aucun effet appréciable.

Quel nom donner à cette catégorie de réactions? Je voudrais un mot exprimant que le Dynamisme est affecté par une impression malfaisante qui a nui quoiqu'elle ne fût pas vulnérante.

Les cautères potentiels ne sont pas des impressions du même genre : ils attaquent la substance animale, et y exercent une affinité divellente.

En parlant de ce qui se passe dans le Dynamisme humain durant les maladies par traumatisme, et durant celles qui dépendent d'impressions irritantes nullement vulnérantes, j'ai fait mention collectivement du ressentiment que ce Dynamisme éprouve, sans distinguer les variations respectives qui peuvent se passer dans la *susception* ou *perception* de la Force Vitale, et dans la *susception, sensation* ou *aperception* de l'Ame pensante. C'est pourtant dans ce lieu qu'il conviendrait d'étudier les relations qui peuvent se manifester à l'occasion du ressentiment des impressions dont il s'agit. Il est très-certain que, par quelques impressions, la Force Vitale éprouve une forte susception, et la témoigne par une abondante réaction, quoique l'Ame pensante n'en reçoive qu'une faible sensation, comme on le voit par l'effet d'un épispastique de cantharides ; et que, par d'autres impressions, l'Ame est vivement intéressée quoique la Force Vitale ne témoigne qu'une faible perception puisqu'elle n'en montre qu'une réaction très-médiocre : les résultats d'un sinapisme en sont un exemple, puisque la douleur est très-vive, et que la réaction vitale se réduit à une rougeur.

On conçoit donc qu'il y a des moyens de séparer les susceptions respectives des susceptions des deux Puissances, de faire dominer la *perception* sur l'*aperception*, ou l'*aperception* sur la *perception*. Cette considération est d'une grande importance sous les rapports et de la théorie et de la pratique : les recherches récentes sur l'application du Magnétisme animal et des agents anesthésiques aux moyens thérapeutiques traumatiques ou douloureux, nous le prouvent plus que jamais.

Les Maladies dont je vais m'occuper désormais ne seront plus des *réactions* forcées sur le lieu de l'impression, comme le sont celles des deux ou trois catégories précédentes. Les deux Puissances Métaphysiques seront étudiées dans leur unité et séparément ; chacune d'elles sera le siége de la cause essentielle et l'initiative des Maladies. La Puissance aura une grande part à sa spontanéité pour la production de son mode morbide ou de son *Affection* : quoique provoquée par des impressions morbifiques, elle aura pu trouver assez de résistance pour éluder l'excitation. La contingence des effets des causes occasionnelles autorisera la dénomination que l'on donne à ces phénomènes de *Maladies Spontanées*, par opposition aux Maladies Traumatiques, et aux Maladies Réactives sans blessure. — La différence qui existe entre la *réaction forcée*, et l'*Affection* proprement dite, est un point capital de Pathologie que j'ai à traiter avec soin.

Il est essentiel de ne voir, dans l'expression de *Maladies* SPONTANÉES, d'autre sens que celui d'*action d'une unité dynamique qui manifeste toute son Affection, sans égard à l'impression locale qui a pu l'offenser, ni aux réactions locales relatives qu'elle a perpétrées ou dont elle s'est abstenue.* Le mot *spontanée* ne signifie pas *sans cause*, puisque parmi les Maladies Spontanées se trouvent les Maladies Contagieuses et les Empoisonnements.

D'ailleurs, dans mes Leçons, je n'ai pas manqué de rappeler la valeur des expressions étiologiques qui distinguent les diverses causes morbifères, en *procatarctiques*, en *occasionnelles*, en *continentes*, en *instrumentales*, en *essentielles*, etc. : d'autant que ces distinctions, étroitement liées à l'idée Hippocratique, et évidemment reconnues dans notre Anthropologie, se perdent ou deviennent inintelligibles dans les Écoles Organiciennes, et dans toutes celles où l'on a oublié la distinction primitive des deux ordres radicaux des *êtres inanimés* et des *êtres animés*, des puissances *physiques*, et des puissances *métaphysiques*.

La plus haute division que je puisse faire des Maladies Spontanées est la suivante : — 1° Maladies qui sont le résultat d'une *Affection morbide* de la Force Vitale seule, et auxquelles l'Ame pensante ne s'intéresse que comme témoin, et comme cohabitante. — 2° Celles qui dépendent d'une Affection de la Force

Vitale où l'Instinct agace d'une manière contagieuse l'Ame pensante. — 3º Maladies qui proviennent d'une Affection morbide de l'Ame pensante seule. — 4º Maladies qui proviennent d'Affections morbides compliquées et simultanées des deux Puissances, Affections dont l'initiative a pu être dans l'un ou dans l'autre de ces pouvoirs.

Les maladies qui proviennent d'Affections purement vitales sont nombreuses, et susceptibles de divisions naturelles. Celles qui m'intéressent le plus sous le rapport pratique, sont celles que je vais indiquer.

IV. *Maladies Métasyncritiques ou Récorporatives*, qui ne sont que des fonctions pathologiques dont le but est de satisfaire à un besoin vital, comme à celui de rétablir une transpiration dérangée, de verser une quantité de sang, etc. Les fièvres synoques simples, les rhumes spontanés, la courbature, peuvent servir d'exemples.

Il m'a semblé que la syncope ordinaire n'est qu'une métasyncrise salutaire pour résoudre les sensations douloureuses ou pénibles causées par des causes passagères. — De plus, si l'on y regarde de près, la mort apparente est un moyen préservatif de la suffocation.

V. *Maladies Nerveuses* : effets d'Affections morbides qui se manifestent par des sensations insolites, souvent pénibles, sans cause naturelle ; plus, par des mouvements spasmodiques, convulsifs ou instinctifs, également survenus sans les causes qui les provoquent naturellement. Un autre caractère essentiel de ces maladies est l'absence de toute altération, soit dans la crase du système, soit dans les tissus.

Quoi qu'en dise leur dénomination, les Maladies *Nerveuses* ne doivent être ainsi désignées que lorsqu'elles ne peuvent, ni être considérées comme le résultat d'une altération anatomique commune, ni même de l'altération d'un nerf quelconque. Si une Maladie d'un nerf était la cause continente d'une des Maladies *Nerveuses*, celle-ci perdrait son nom, et prendrait le titre de *Maladie organique*. Du moins, comme les Praticiens considèrent les Maladies *Nerveuses* comme des phénomènes *sans matière*, dans la supposition actuelle, il faudrait dire que la Maladie est *nerveuse avec matière*, sous peine de n'être pas compris. Notre langue est bizarre sous ce point de vue; mais qui oserait se charger de la réformer?

Les Affections nerveuses exigent souvent impérieusement les symptômes de leur manifestation, de telle sorte que la suppression de ces actes vicieux est cause de la persistance ou même de l'accroissement de ces modes morbides.

VI. *Maladies Corruptives.*—Ce sont les expressions d'affections morbides vitales qui ne se manifestent pathognomoniquement que par des altérations corporelles dans la crase des tissus ou des humeurs, dans la configuration des parties, soit similaires, soit organiques. — Chez les Praticiens, elles font une sorte d'opposition avec les *Nerveuses*, dans ce sens que celles-ci laissent tout le système anatomique solide et liquide dans l'état normal, tandis que les autres changent défavorablement une ou plusieurs parties du système physique.

Les Maladies Corruptives sont très-nombreuses et très-variées. On n'en est pas surpris si l'on songe que les Affections morbides de la Force Vitale sont encore plus multipliées que les Affections passionnelles de l'Ame pensante; et que, de plus, une même affection se manifeste sous des formes très-différentes, et présente des maladies diverses en se caractérisant par les apparences différentes des organes et des parties.

Il ne faut pas croire qu'un siége quelconque de Maladie constitue une Affection différente des Affections de tous les autres siéges. Sans doute les affections morbides portent assez souvent leurs signalements pathognomoniques dans certaines parties, comme le font les passions et les sentiments de l'Ame pensante; mais il ne faut pas oublier qu'il y a des affections morbides qui peuvent se manifester indifféremment, ou par des circonstances accidentelles, dans des régions diverses. Il faut donc n'imiter ni les Empiriques qui font de chaque schématisme et de chaque symptôme local une Maladie spéciale, ni les Broussaisiens qui ne connaissent qu'une ou deux Affections morbides.

Les Affections Corruptives diffèrent autant par leurs tendances que les passions de l'Ame pensante :

1° Il y en a qui sont salutaires ; alors leurs Maladies peuvent être rangées entre les récorporatives. Elles sont correctrices de certains inconvénients survenus à la suite des imperfections des fonctions conservatrices. On conçoit que la goutte est une affection renouvelée par des désordres survenus dans la nutrition, en vertu d'une infirmité ou héréditaire ou acquise. Les attaques sont des opérations métasyncritiques qui réparent le mal. Le phénomène initial de l'affection est l'imperfection de la fonction nutritive.

2° Il y a des Affections dangereuses et suspectes, dont la source est inconcevable. Nous pouvons citer la variole, la syphilis, la plique. Nous ne devons pas nous plaindre de leurs Maladies, qui sont conservatrices quand elles ne sont pas excessives : mais quelle est celle des fonctions naturelles et nécessaires qui a été imparfaite durant leur exécution ?

3° Il y en a de radicalement perverses, qui, dès leur origine, dans leur progrès et dans le cours des maladies, ne nous permettent jamais de soupçonner un soulagement : le cancer se présente en première ligne dans cette catégorie d'Affections Corruptives. Dans l'Ordre Moral, il y a des Ames pensantes dont les penchants sont aussi destructifs du bonheur de l'individu que de celui de la société.

VI *bis*. *Maladies Fébriles*, ou maladies que la

présence de la fièvre rend plus dignes d'attention. — La fièvre est *une mise en train* plus intense et plus rapide d'une fonction pathologique de la Force Vitale. Cet acte se fait par un appareil de symptômes dont les plus constants sont des mouvements insolites du système sanguin, et une suspension ou des troubles des fonctions naturelles.

La fièvre est un phénomène digne d'attention et de soins dans des cas très-différents.

1° Il y a des cas où la fièvre ne manifeste qu'un état affectif, une impatience indéterminée de la Force Vitale : prenons pour exemple les fièvres hectiques pures, les synoques nerveuses, les éphémères suites d'une affection morale. Ces cas peuvent être spécialement ceux que l'on nomme *fièvres essentielles*.

2° Les fièvres les plus communes sont celles qui accompagnent les maladies *récorporatives* ; telles sont les synoques qui se terminent par des hémorrhagies, des sueurs, des évacuations alvines, des rhumes ordinaires, ou qui accélèrent la solution de l'orgasme gastrique.

Les fièvres périodiques bénignes, qui se terminent spontanément, comme les printanières, ou comme celles qui proviennent d'excès de plaisirs, semblent être l'expression d'une affection indéterminée, dont la solution se trouve dans une secousse fébrile générale qui peut aussi porter le nom de *fièvre essentielle*. Mais les fièvres périodiques qui ont besoin des amers, ou des préparations de quinquina, doivent être considérées comme *fonctionnelles*, et comme l'expression d'une affection morbide *suî generis*, dont ces substances sont les spécifiques.

3° On connaît les fièvres traumatiques, qui sont des symptômes manifestateurs des blessures. Les phlegmons douloureux sont fréquemment dans la même condition que ces lésions de tissus, et il n'y a pas de raison pour refuser le nom de traumatique à la fièvre qui les suit.

4° Les fièvres qui accompagnent les fluxions inflammatoires spontanées internes, peuvent-elles être considérées comme identiques avec les précédentes? Cela n'est pas suffisamment probable : elles ont plus d'analogie avec les suivantes.

5° Les fièvres qui précèdent les exanthèmes, les éruptions, les macules, sont évidemment des fonctions synergiques et préparatoires de ces phénomènes. Les fièvres des inflammations internes, quoique presque contemporaines de la fluxion, ne sont-elles pas du même ordre?

6° La fièvre s'unit souvent avec des maladies corruptives très-différentes, et y forme un symptôme qui les rend plus graves. Elle peut hâter avantageusement la maladie, si celle-ci est une fonction pathologique salutaire; mais si l'affection est de mauvaise nature, et que la maladie ait une tendance perverse, la fièvre accélère et empire le cours du phénomène.

VII. *Phénomènes morbides caractérisés par des Émanations impondérables.* — Je n'ose ranger ni dans l'une ni dans l'autre des catégories V^e^ et VIe les *Affections vitales insolites qui se manifestent par des sécrétions et des excrétions d'impondérables* : citons pour exemples des désordres spontanés dans la température du corps ; les émissions d'électricité, de lumière, d'odeurs accidentelles, de magnétisme animal, etc. C'est pour un désir de conserver les faits et de les distinguer d'avec ceux auxquels ils pourraient être confondus, que je forme cet ordre.

VIII. *Phénomènes morbides qui consistent à imprimer aux excrétions liquides ou gazeuses d'un malade, la Faculté Contagieuse de l'Affection qui existe dans l'individu.* — La création de la faculté contagieuse est un des phénomènes les plus intéressants des Forces Vitales. Il n'est pas possible de regarder la Contagion comme un épiphénomène dont il faille tenir compte pour qu'il ne nous étonne pas. La contagion est un fait grave, d'une grande importance en Thérapeutique, et qui, en Philosophie physiologique, se place immédiatement au-dessous de la Génération. Elle se produit surtout dans les Maladies Corruptives ; mais la contagion de l'hydrophobie ne nous permet pas de dire que les affections nerveuses soient exemptes de cette propagation. Il est vraisemblable que le *contagium* se joint à des impondérables excrémentitiels.

IX. *Maladies par Inanition.* — La Vie humaine ne s'exerce qu'au moyen des actions réciproques du système vivant avec son milieu. La privation des choses non naturelles, ou, comme l'on dit à présent, des *modificateurs*, par exemple, de l'air atmosphérique, des aliments, amène dans la Force Vitale un affaiblissement progressif qui a pour terme une extinction complète. La suffocation par privation de l'air, symptôme qu'Hippocrate appelait πνὶξ, est-elle autre chose qu'une extinction très-aiguë par l'inanition dont il s'agit?

X. *Maladies par Empoisonnement.* — Extinction progressive de la Vie par l'impression d'une substance délétère. Ces Maladies varient suivant que la Force Vitale subit tranquillement la susception funeste, sans réaction ni plainte, ou qu'elle répond à cette impression par des symptômes, ou par des efforts de défense impuissants ou ruineux.

L'expérience nous prouve que, par des idiosyncrasies individuelles, il est des Forces Vitales humaines pour qui des substances innocentes deviennent toxiques. Dans des cas pareils, un homme peut éprouver tous les effets de l'empoisonnement, sans qu'il soit possible d'en démontrer la cause.

Une affection dont les symptômes manifestateurs imitent l'empoisonnement, peut-elle se produire en vertu de la spontanéité de la Force Vitale? La question peut paraître excentrique, mais elle n'est point absurde. La réponse affirmative me semble même être implicitement renfermée dans notre Législation, puisqu'un homme mort d'une maladie pareille à celles des empoisonnements, ne peut être considéré comme ayant été définitivement empoisonné qu'après qu'on a découvert le *corps du délit*, c'est-à-dire constaté la présence d'un poison.

Il y a donc des *Maladies* TOXICOÏDES, imitatrices de l'empoisonnement, soit que les affections relatives soient spontanées, soit qu'elles dépendent d'une idiosyncrasie individuelle.

Les maladies foudroyantes qui se voient assez souvent dans les grandes épidémies, et qui sont au nombre des sidérations, ne doivent-elles pas être rangées dans la famille des maladies *toxicoïdes*?

XI. *Maladies où la Vie est incomplète ou latente par suspension de besoin. Maladies par* ADÈIA (1) *: Morbi ademptorum impunitatem*, comme dit Joach. CAMERARIUS. — Il y a des individus chez qui les fonctions de la Vie sont suspendues en partie, ou presque en totalité, par la diminution des besoins normaux du système humain. Si la Force Vitale est exempte des besoins, elle perd une partie proportionnée de ses aptitudes, quoique la Vie persiste. La privation

---

(1) Ἄδεια, *immunitas à metu*, *securitas*.

de certains pouvoirs constitue donc un état maladif aussi pénible que précaire. Citons quelques exemples: *Inedia* indéfinie, — suspension de la faim, de la soif, et de toute alimentation, dont on a dans ce moment un exemple dans le département de l'Aveyron; — Cessation de tout appétit alimentaire, nonobstant le besoin de la nutrition, avec perte de la faculté plastique nécessaire pour la distribution des sucs nutritifs; d'où naît une anomalie, une monstruosité progressive des formes du corps : maladie dont nous avons un exemple dans le département de l'Ardèche; — Mort apparente, avec ou sans sentiment de conscience de l'individu, pendant un temps qui aurait rendu la putréfaction infaillible, si la mort avait été réelle.

Reconnaissons donc qu'il y a des maladies qui sont la manifestation d'un *arrêt spontané de la Force Vitale dans l'exercice de fonctions naturelles nécessaires, et même de fonctions* IMMANENTES *ou* VITALES (GALIEN). Cet ordre de faits est l'argument le plus invincible contre une manière de considérer la Vie, qu'avaient enseignée BERTHOLET, CUVIER et DE BLAINVILLE, et qui vraisemblablement existe encore parmi les adversaires du Vitalisme. Cette opinion, formulée par CUVIER, a été reproduite dans une excellente Thèse faite à l'occasion du Concours pour la Chaire de Botanique et Histoire Naturelle Médicales, de l'année présente; l'auteur, M. le Professeur LAVALLE, l'avait transcrite pour la réfuter (1) : « Je ne saurais donc » accepter, — dit-il —, en l'appliquant aux végétaux, » l'opinion de l'illustre Auteur de l'*Anatomie Com-* » *parée*, quand il dit : au lieu d'une union constante » dans les molécules, nous devons voir, dans la Vie, » une circulation continuelle du dehors au dedans » et du dedans au dehors, constamment entretenue » et cependant fixée entre certaines limites. Les corps » vivants doivent donc être considérés comme des » espèces de foyers dans lesquels les substances mortes » sont portées successivement pour s'y combiner entre » elles de diverses manières, pour y tenir une sur- » face et y exercer une action déterminée par la » nature des combinaisons où elles sont entrées, et » pour s'en échapper un jour afin de rentrer sous les » lois de la Nature morte. Ce mouvement général et » commun est ce qui fait l'essence de la Vie. »

M. Lavalle dit à cette occasion : « Ce n'est là » qu'un effet et non une cause ; cet effet même n'est » pas constant, et on peut soutenir avec vérité que la » Vie ne se manifeste quelquefois dans les plantes que

---

(1) « Étudier les forces qui président à l'organisation et » aux fonctions des végétaux ; les comparer à celles qui » président à l'organisation et aux fonctions des animaux ; » Thèse de concours pour la Chaire de Botanique vacante par la mort du Professeur Delile ; — Montp., 1851, in-4° : page 40.

» par une *résistance inexplicable de la matière or-*
» *ganisée à l'action des causes physiques.* »

La catégorie des maladies que je viens de grouper est une démonstration patente d'une cause de l'ordre métaphysique, qui réside dans l'Homme, et qui manifeste sa présence jusque dans les moments où elle suspend non-seulement les fonctions naturelles, mais encore les fonctions nécessaires, même les plus urgentes, à l'exception de la conservation de la crase de l'Agrégat matériel en opposition avec les affinités divellentes du milieu qui sollicitent la dissolution de notre corps.

XII. *Maladies caractérisées par les Infractions de la Force Vitale contre les lois de l'Alliance qui existe entre les deux Puissances.* — Ces maladies sont des altérations des actes coopératifs que la Force Vitale doit exercer conjointement avec l'Ame pensante, dans les fonctions animales. Les anesthésies, les hypéresthésies, les paralysies, les instabilités d'énergie des muscles; les bégaiements; l'alalie par amnésie vitale; les anomalies de la veille et du sommeil; les extases; l'agrypnie opiniâtre; le sommeil excessif, de plusieurs années; le somnambulisme, etc., sont des exemples des maladies de cette catégorie.

On range ordinairement ces phénomènes sous la rubrique des Maladies Nerveuses. Mais comme sous cette dénomination on a joint abusivement des affections de caractères très-divers, je me crois dispensé de respecter cet usage, et je sépare ces objets qui me paraissent disparates.

XIII. *Maladies Morosophiques*, appelées par SAUVAGES des *Morosités*. — Elles ont pour origine des impulsions vicieuses de la Force Vitale sur l'Ame pensante, que la raison apprécie justement; dont elle reconnaît la perversion, l'extravagance ou le ridicule; contre lesquelles elle peut lutter avec avantage, et dont elle sent très-bien la source étrangère, lors même qu'elle cède ou par impuissance, ou par lâcheté, ou par volupté. Comme la dénomination fournie par SAUVAGES exprime un état d'aliénation mentale, les Monothélites médicaux, les Physiolo-gistes qui ne reconnaissent pas la dualité du Dynamisme Humain ou par prévention ou par opposition, confondent ces sortes de maladies sans délire avec les folies. J'ai mieux aimé renouveler la dénomination grecque *Morosophies*, qui semble avoir été faite pour exprimer les cas où la Puissance Vitale conçoit des instincts absurdes ou vicieux, et où l'Intelligence les condamne et les comprime. Ainsi j'ai séparé naturellement la malfaisance instinctive justement appréciée, mais non comprimée, et par conséquent responsable, d'avec la malfaisance volontaire dirigée par le délire, et par conséquent *inimputable*.

XIV. *Hallucinations*.—Les Hallucinations sont des sensations qui naissent spontanément, dans des organes des sens externes, en vertu d'une affection morbide de la Force Vitale, et sans la présence des causes qui déterminent normalement ces sensations. Ces phénomènes mensongers peuvent tromper un instant l'Ame pensante; mais si cette Ame est saine, l'erreur est bientôt dissipée, et la sensation est réduite à sa valeur. — L'éphialtes est une hallucination onéirotoque dont l'erreur est dissipée par le réveil.

Il ne faut pas confondre les hallucinations avec les *visions*, qui sont des erreurs dans l'entendement, et des symptômes d'aliénation mentale.

XV. *Maladies Délirantes de courte durée, provenant d'Hallucinations et d'Instincts qui provoquent vivement l'Ame pensante.* — Entre ces maladies, nous devons compter les suivantes : — maladies morosophiques où la volonté a succombé; — ivresses délirantes, vineuses, alcooliques; — ivresses qui sont l'effet de plantes malfaisantes, telles que le hachish, etc.; — maladies passagères qu'amènent les procédés du Magnétisme animal; — effets des passions violentes que la raison n'a pas suffisamment réprimés; — erreurs causées par les hallucinations.

Les délires symptomatiques qui accompagnent certaines maladies aiguës ne méritent-ils pas d'être placés dans cette catégorie?

XVI. Les *Insipientiæ* sont les maladies dont le symptôme le plus saillant est une impuissance complète ou partielle de l'exercice de la raison. Il n'est pas nécessaire de dire que cette impuissance est constatée par une connaissance suffisante que l'on a de l'éducation que l'individu a reçue.

Les *Insipientiæ*, ou impossibilités de penser congrûment, doivent être distinguées en trois grandes catégories, qui sont : 1° privation du pouvoir mental ; 2° pouvoir exalté de former les idées, mais privation de la faculté de les coordonner volontairement suivant les lois de la Logique naturelle ; 3° délire chronique, soit général, soit partiel.

1° La première catégorie, qui doit s'appeler radicalement *amentia*, présente plusieurs divisions : *a*) l'*amentia* ou imbécillité innée. Les modernes désirent que le mot *idiotisme* soit conservé pour cet état primitif ; — *b*) l'imbécillité accidentelle sans délire ; — *c*) la stupéfaction. Dans le premier cas, il n'y a jamais eu acquisition normale d'idées. Dans les deux autres, il y a perte des idées acquises en tout ou en partie.

2° La seconde catégorie est ordinairement caractérisée par une tendance excessive à former des idées : cette création est incoercible ; de plus, il n'est pas possible au malade de s'en servir conformément à la sagesse et à la véritable instruction. Néanmoins on ne peut pas dire qu'il soit exempt de la responsabilité. Il apprécie à leur valeur les saillies, les singularités, le tumulte de ses pensées ; s'il ne peut pas gouverner ses idées, il peut au moins gouverner ses actions, surtout s'il est intimidé par la crainte d'une punition.

3° Le délire, ou l'erreur des jugements sur les

objets qui sont du sens commun, constitue proprement la folie. Cet état varie prodigieusement, non-seulement par rapport au nombre des idées sur lesquelles il s'étend, mais encore par rapport aux affections mentales, aux passions, aux visions, dont l'Ame pensante est directement susceptible,.... et par rapport aux affections vitales instinctives, aux hallucinations, aux viciations mnémoniques, aux anesthésies, aux parésies, etc., qui sont les épiphénomènes les plus fréquents des aliénations mentales.

Les *Insipientiæ* peuvent provenir de trois initiatives, c'est-à-dire de chacun des trois éléments qui composent l'Homme.

Nos connaissances sur la Constitution de l'Homme nous font reconnaître au moins deux initiatives, et peut-être trois : dans la pratique, notre premier soin doit être de rechercher quelle est la source où le malheur a commencé. Comme l'exercice d'une pensée compliquée, suivie et régulière, est l'œuvre de l'Ame pensante qui agit dans une scène convenable, par des opérations vitales, et à l'aide d'instruments anatomiques, il convient de rechercher si l'absence des conditions corporelles aurait été la première cause de l'*amentia* innée; ou si les défauts de ces conditions devraient être rapportés à la Force Vitale impuissante, soit dans son acte de plasticité, soit dans sa coopération mentale; ou enfin si l'Ame pensante a été originairement incomplète et dépourvue de ses facultés normales.

La théorie des Passions humaines nous suggère des analogies capables d'éclairer celle des Folies. Pour les premiers de ces phénomènes, on ne peut pas se dispenser, en pratique, d'en chercher l'initiative dans l'une des Puissances de notre Dynamisme; pour les seconds, l'obligation est la même, puisque l'aliénation mentale a commencé par l'une de ces forces et a gagné vers l'autre. Cette propagation du mal, en partant d'une Puissance vers l'autre, m'a paru un fait semblable à ce que l'on appelle proprement la *contagion*, et j'ai cherché à en établir la réalité entre ces deux causes métaphysiques.

Ce que j'ai dit sur les *Insipientiæ* est fort resserré eu égard à l'étendue de la matière : mais la brièveté du temps qui m'était donné m'imposait ce laconisme. D'ailleurs, mon intention capitale se bornait à faire apercevoir à mes auditeurs le rang où devait se placer la catégorie des maladies mentales dans une Nosologie Naturelle.

L'Enseignement qui m'est dévolu, fait que je suis toujours préoccupé du désir de le rendre profitable à la Médecine. Tout ce que je viens de dire sur la relation de la Doctrine de la Constitution Humaine avec la Pathologie, est le témoignage de cette constante application. La dernière Leçon de ce recueil est d'abord une manière pittoresque d'exprimer l'étroite liaison de notre science avec la pratique. De plus, comme le public s'est accoutumé à proclamer sans cesse qu'*expérience passe science*, il m'a paru juste de lui apprendre que si cet adage est vrai et raisonnable, c'est dans les cas où la Science est hypothétique, comme le Cartésianisme, le Bichatisme, le Broussaisisme, l'Organicisme, qui sont des théories *à priori*; mais que cet adage est faux quand la Science est inductive, qu'elle procède des faits aux propositions synthétiques rigoureuses, et que les causes recherchées ont subi les épreuves d'un Nominalisme expérimental. Une connaissance ainsi acquise est supérieure à quelque expérience particulière que ce soit, parce qu'un fait est toujours inférieur à une théorie déduite de la combinaison de tous les faits du même ordre. C'est dans ce sens que j'ai voulu enseigner, dans cette Leçon, que la Science est la mère et la maîtresse de la pratique légitime.

VI.

Utilité de donner, à la Physiologie Humaine *médicale, le nom d'*ANTHROPOLOGIE, *dans le sens radical.*

La Science que je suis chargé d'enseigner peut être désignée par le mot simple d'*Anthropologie*. Je ne connais pas de nom qui en exprime aussi fidèlement l'objet formel, et qui en assigne aussi bien l'étendue et les limites. La définition radicale et lexique du mot est elle-même la définition essentielle de la chose.

L'expression employée dans la langue commune est logiquement vicieuse : il n'est plus possible de s'en servir sans inconvénient dans l'idiome des Sciences, ou dans le tableau de l'Encyclopédie. *Physiologie*, mot qui désigne à présent la Science de tout être vivant, exige l'addition du nom de l'espèce dont il s'agit, ce qui rend la dénomination composée. De plus, depuis un siècle, le mot Physiologie est, à tort ou à raison, attaché spécialement aux fonctions de la Force Vitale, aux phénomènes de ce qu'Hippocrate appelait la *Nature Vivante*, et à ceux de ce que Haller a nommé l'*Irritabilité*. Il en arrive que la Physiologie est mentalement séparée de l'Anatomie. Or, c'est un grand inconvénient d'éloigner par la pensée des connaissances aussi connexes dans l'entendement qu'elles le sont dans la Nature.

Ces deux imperfections de langage qui sont évidentes dans le nom de la *Physiologie Humaine*, deviennent encore plus choquantes par cette considération : suivant la langue commune, la Physiologie Humaine ne renferme pas en elle la connaissance de l'Ame pensante. Bien des savants se piquent de posséder la Physiologie, quoiqu'ils ignorent la Psychologie ; il en est aussi qui aspirent à la possession complète de la Psychologie, quoiqu'ils n'aient jamais pensé à savoir la part que la Force Vitale peut avoir à l'exercice de la pensée : ils disent que les recherches de cette nature sont étrangères à la Science qu'ils cultivent, et ils les renvoient aux *Physiologistes.*

Il est du plus grand intérêt qu'un préjugé qui diviserait en sciences différentes et étrangères les éléments d'un système naturel essentiellement unitaire, soit attaqué vigoureusement, surtout dans l'Enseignement d'une Faculté de Médecine. L'École de Montpellier doit sentir plus que toute autre l'importance de cette réfutation, elle dont un des soins les plus attentifs est d'harmonier tous les phénomènes anthropiques, et toutes les propositions doctrinales, en une Science aussi unitaire que l'est son sujet.

Notre Enseignement est un combat perpétuel contre une opinion irréfléchie : la partie dont il s'agit est la *Science de l'Homme Médicale*, par conséquent la Science de l'Homme tout entier : l'*Anthropologie*, interprétée suivant son étymologie même. C'est ainsi que cette Doctrine doit être nommée, afin que les noms usités et équivoques ne trompent plus personne sur la nature de cette portion de nos travaux.

Je suis fâché que le Dictionnaire de l'Académie Française ne soit pas pour nous, et qu'il se soit contenté de donner au mot *Anthropologie* deux acceptions qui ne sont pas les plus étymologiques; mais son omission volontaire ou involontaire n'est pas une autorité qui nous condamne. L'Académie, dans l'édition de 1835, ne mentionne que deux sens de ce mot. Le premier est : « Histoire Naturelle de » l'Homme ; étude de l'Homme considéré principale- » ment sous le point de vue physique. » — C'est, en effet, le langage de l'Académie des Sciences de l'Institut. Le second sens est : « une figure de Rhé- » torique, par laquelle on attribue à DIEU des ac- » tions, des affections humaines. » Mais en présentant ces deux acceptions, les Académiciens n'ont certainement pas prétendu exclure toutes les autres : c'eût été déclarer que le bon sens lexique était tout concentré *chez eux et chez leurs amis.*

Le mot *Anthropologie*, pris dans l'acception que je préfère, n'est point un Néologisme. Je voudrais bien que les Philologues instruits voulussent nous en donner l'histoire : le peu que j'en sais ne me permet pas de croire qu'il ait été employé spécialement pour porter notre attention sur les connaissances les plus matérielles de l'Histoire de l'Homme. La terminaison *logie* rappelle des opérations mentales qui ne s'arrêtent pas à la conservation d'idées concrètes, mais qui s'étendent à des recherches abstraites.

Chez les anciens Grecs, un *Anthropologue* était un savant qui *philosophait sur l'Homme.* Disserter, philosopher, est autre chose que contempler et décrire ce que l'on voit.

Lorsqu'au commencement du XVIIe siècle, RIOLAN voulut exposer l'Anatomie de l'Homme, il appela son livre *Anthropographie.* Une description ne s'adresse à l'esprit que par l'intermédiaire des sens ; mais une communication raisonnée va directement à l'Entendement.

Cent ans après, FURETIÈRE et les Auteurs du Dictionnaire de Trévoux ont écrit : « *Anthropologie* se » dit de la Science qui traite de l'Homme. Elle a deux » parties : la *Psychologie* qui traite de l'Ame, et » l'*Anatomie* qui traite du corps. On l'appelle aussi » *Anthropographie.* » — Ils auraient dû voir que, rationnellement, ce dernier mot ne pouvait pas être le synonyme du premier : RIOLAN ne s'y est pas trompé.

Il faut remarquer que ces Lexicographes ont senti néanmoins l'étendue de la Science de l'Homme : ils ont mis dans l'Anthropologie tout ce qu'ils connaissaient de ce sujet, l'Ame et le corps. En bons Cartésiens, ils ne pouvaient pas songer à une Doctrine de la Force Vitale.

En 1761, on imprima un Traité de Métaphysique intitulé L'*Anthropologie*, dont l'auteur était le Marquis Gorini CORIO. C'était la traduction d'un ouvrage italien, publié, cinq ou six ans auparavant, sous le titre de *L'Uomo*. J'ignore si le changement du titre a été prescrit par l'auteur, ou si c'est par le traducteur. Quoi qu'il en soit, le fond de l'ouvrage est d'abord une Psychologie profonde où l'Auteur analyse les facultés, les aptitudes et les affections de l'Ame humaine ; ensuite l'exposition des propositions fondamentales de la Théodicée Chrétienne ; enfin, une démonstration du remède contre la corruption, lequel est fondé sur ce qu'il appelle la Loi du Gouvernement. Ainsi, le mot Anthropologie est ici mis en usage pour exprimer une science morale.

Dans le Dictionnaire de la Langue Française, de GATTEL, l'article du mot *Anthropologie* est ainsi conçu (1) : « Discours, expression figurée qui at-
» tribue à DIEU des mains, des yeux ; des sentiments
» de douleur, de joie, etc. — En terme d'Anatomie,
» Discours sur l'Homme ou sur le corps humain. En
» ce sens, on dit aussi *Anthroposomatologie*. — En
» terme de Philosophie, Traité de l'économie morale
» de l'Homme. Dans cette dernière acception, c'est
» un mot nouveau. *Encyclop.* »

Ce passage est susceptible de plusieurs reproches. Les Naturalistes seront fâchés de ne pas y trouver le sens qui les intéresse le plus, celui qui rend le mot synonyme de *Histoire Naturelle de l'Homme*. — Quant à moi, je vois avec peine que l'Auteur n'ait pas reconnu l'acception la plus ancienne, la plus légitime, la plus radicale, celle qui équivaut à *Science de l'Homme seul et tout entier*. Je suis surpris qu'il n'ait pas vu qu'en Anatomie de l'Homme, l'expression grecque simple la plus célèbre est *Anthropographie*.

---

(1) 2e Édition; Paris, 1813.

Puisqu'il est permis de donner à un mot des acceptions différentes, sauf, à celui qui s'en sert, de l'employer suivant des conditions qui en spécifient le sens, on ne trouvera pas mauvais que j'emploie le mot *Anthropologie* suivant un des sens admis par les Grecs, par Furetière et par le Dictionnaire de Trévoux, savoir celui qui désigne la Science complète de l'Homme, où sont comprises l'Anatomie, la Psychologie, la Connaissance de la Force Vitale humaine, la Doctrine de l'Alliance des deux Puissances du Dynamisme humain .... : en un mot, toutes les notions générales de la Constitution de l'Homme, qui expliquent et coordonnent scientifiquement tous les faits de sa Vie.

Je ne connais aucun nom simple qui vaille celui d'Anthropologie, pour exprimer ma pensée, à moins que ce ne soit celui qu'avait proposé Gualther Charleton au milieu du XVIIe siècle : je veux parler du mot *Anthropologie*, que M. Napoléon Landais a mis dans son Dictionnaire, suivant une intention pareille à la mienne.

Dans le Dictionnaire de l'Académie, après l'interprétation du mot *Anthropologie*, on lit cette addition : « *L'Anthropologie s'applique à déterminer et à classer* » *les diverses races humaines.* » Dans le Rapport que M. Serres a fait à l'Académie des Sciences, le 3 Juin 1850, *sur les Races Nègres de l'Afrique Orientale au Sud de l'Équateur, observées par M.* de Froberville, je lis cette définition : « L'Anthro-

» pologie, exclusivement occupée du Physique de » l'Homme, s'attache à la détermination des caractères anatomiques qui distinguent les races les » unes des autres. Elle recherche les causes de leurs » modifications, soit dans leur croisement, soit dans » leur filiation, soit enfin dans l'influence que les » agents extérieurs exercent sur l'organisation humaine, à mesure de la dissémination de l'Homme » sur la surface du globe. » M. SERRES a donc pris à la lettre l'acception préférée à toute autre par l'Académie Française. Mais d'après les remarques que je viens de faire, on voit que la valeur du mot *Anthropologie* n'est pas encore bien fixée, puisque des Auteurs et des Lexicographes considérés l'emploient dans des acceptions différentes, et que le public ne s'est pas encore prononcé. Nous pouvons donc nous en servir d'après l'étymologie, en attendant que le *suffrage universel*, réellement souverain en fait de langue commune, ait dit son dernier mot sur le point dont il s'agit. Nous revenons ici à la signification radicale de cette expression, au sens que lui donnèrent ceux qui l'avaient formée. *Anthropologie* ne peut signifier légitimement que la *Science entière de tout l'Homme*. Nous l'acceptons ainsi de grand cœur, et nous ne l'employons point dans les sens tronqués et fantasques qui ne s'appliqueraient qu'à des parties de ce sujet, qu'à son corps, qu'à son âme, qu'à la comparaison de ses configurations, soit avec celles des animaux, soit avec celles des diverses races de l'espèce humaine (1).

(1) On m'a fait voir, dans le Dictionnaire de **Nysten**, septième édition, qui est celle de 1839, une addition de M. **Béclard**, où je lis ces mots relatifs à la signification du mot Anthropologie : « En lui conservant le sens que lui » donne son étymologie, et en donnant à l'idée qu'il ex- » prime toute l'idée qui convient, c'est la Science de » l'Homme, soit qu'on le considère comme un *individu*, » dans sa structure, dans sa composition et dans ses phé- » nomènes physiologiques et intellectuels, soit qu'on l'étudie » comme une *espèce*, présentant plusieurs races, vivant » en société, et se perfectionnant par la civilisation. » Page 82.

TITRES DES LEÇONS ICI RÉUNIES.

PREMIÈRE LEÇON : Idée pittoresque de la Physiologie Humaine médicale enseignée à Montpellier. (La pensée complexe qui doit être développée dans treize Leçons postérieures à la présente, est attachée aux vingt-six sujets renfermés dans un tableau collectif. Ce tableau a été imaginé d'après l'intention qui dirigeait HOMÈRE lorsqu'il inventait les bas-reliefs du Bouclier d'ACHILLE. Les représentations qui ornent cette arme composent évidemment la Vie humaine sociale considérée sous le rapport de la civilisation. Les faits exprimés doivent rappeler à un Prince les principales connaissances et les principaux devoirs de l'art du gouvernement. — Les sujets de mon tableau font connaître l'Homme sous un point de vue plus général : ils le considèrent en tant qu'il existe et dure ; qu'il accomplit toute la Vie humaine ; qu'il se montre tantôt comme jouissant de la santé, tantôt comme subissant la maladie. Si le Bouclier d'ACHILLE peut être le Manuel du Monarque, un tableau mieux exécuté, d'après des vues semblables, pourrait être le Manuel du Médecin.)

DEUXIÈME LEÇON : Explication du premier sujet du grand tableau. — Création de l'Homme. — Formation de l'Instrumentation par une Puissance différente de celles qui constituent les Lois physiques. — *Esprit de Vie.* — Investiture et non propriété. — Présent de l'intelligence.

(Ici, l'*Esprit de Vie* est la Cause Vitale. Les connaissances sur la Constitution de l'Homme acquises au moyen de la Méthode Inductive ; l'aveu des trois éléments de cet être, un système d'organes, un Dynamisme composé de deux puissances métaphysiques, savoir d'une Force Vitale et d'une Ame pensante : sont des vérités doctrinales conservées dans le tableau à fresque de MICHEL-ANGE, appelé *La création de l'Homme.* Cette composition est, pour tout homme attentif, connexe avec les versets de la Genèse, où la synthèse de l'Homme est historiquement racontée : fabrication de l'Agrégat Matériel ; insuflation d'une Puissance de Vie, et enfin création d'une substance intelligente, douée d'un degré de raison suffisant pour qu'il soit permis de la considérer comme ayant une ressemblance avec l'Intelligence Infinie qui l'a créée, puisqu'elle éprouve en elle le désir et l'espérance de se mettre en relation avec son auteur.

Cette notion de la Constitution de l'Homme qui nous semblait être soupçonnée dans le récit de MOÏSE, me paraît aujourd'hui évidemment démontrée par une note que M. le Pasteur CORBIÈRE, savant hébraïsant, a bien voulu me communiquer, et que je ne tarderai pas à publier dans un autre écrit prochain, puisqu'il m'en donne la permission.)

TROISIÈME LEÇON : Explication des compositions 2, 3, 4, 5 ; — Épilogue sur la différence qui existe entre le Dynamisme humain et le Dynamisme bestial. — Commencement de l'explication des compositions de l'encadrement. — Remarque sur des notions préalables pour saisir le 6e tableau.

(Parmi les différences qui existent entre le Dynamisme humain et le Dynamisme bestial, il en est quelques-unes que je remarque, et que j'attache aux quatre représentations indiquées. Les différences dont il s'agit sont déduites de ces faits : que les fonctions de relation des animaux sont déterminées par un instinct vital, et dirigées uniquement par des besoins actuels relatifs à la conservation de l'individu.... ; mais que, chez l'Homme, les fonctions animales se divisent en deux classes, distinguées par leurs sources d'initiative ; que le plus grand nombre de nos fonctions animales ont pour but la satisfaction de motifs purement intellectuels, étrangers aux intérêts actuels de notre conservation ; et que celles de ces fonctions qui proviennent de besoins instinctifs, sont presque toujours l'occasion de besoins moraux, et d'actions propres à les satisfaire.

Cette idée est attachée à une composition où l'on voit, dans le N° 2 : d'une part, un oiseau qui apporte instinctivement une becquée à ses petits réunis dans le nid ; de l'autre, ADAM qui apporte, comme fruit de son industrie, à Ève et à leurs enfants, ce qui est nécessaire pour un repas commun, et d'autres objets utiles qui, ajoutés aux résultats des occupations de sa compagne, formeront une provision pour les besoins futurs. (RAPHAËL.) — Dans le N° 3, d'une part, des castors qui construisent leur éternelle cabane ; de l'autre, un architecte qui présente un plan de la Chartreuse à St BRUNO, qui examine et critique une construction dont l'Abbé juge les convenances. (LE SUEUR.)— Dans le N° 4, d'une part, une ruche, des abeilles et cette constante République, comme on l'appelle depuis long-temps ; de l'autre, la Sanction et en quelque sorte la Dédicace des Douze Tables qui ont été pour un temps la Constitution de la République Romaine ; Constitution qui peut faire allusion à la multiplicité de celles dont les hommes se sont servis. (MIRYS.) — Ces formes si variées d'après des raisons intellectuelles, font contraste avec la constance de la République des abeilles. — Dans le N° 5, d'une part, une laie qui défend ses marcassins au péril de sa vie, tant qu'elle a besoin de ceux qui la soulagent de son lait; de l'autre, CURTIUS qui se précipite dans un gouffre récemment ouvert, pour sauver sa patrie, sans aucune rémunération imaginable.) (MYRIS.)

QUATRIÈME LEÇON : Conception. Embryopoïèse. — Explication de la composition N° 6. — Épigénèse et évolution subséquente. — Septième composition qui explique le 37e Chapitre de la Prophétie d'ÉZÉCHIEL, et qui est l'expression de la Dualité du Dynamisme humain, Dualité enseignée par HIPPOCRATE.

(Après avoir, par le raisonnement, reconnu la Constitution de l'Homme et la triplicité de sa composition; après avoir distingué trois Ordres de phénomènes, un Agrégat Matériel, siége et instrument, des fonctions vitales, des fonctions intellectuelles, et par conséquent trois Ordres de causes; et après avoir fortifié ces connaissances par une autorité supérieure : il s'agit d'aller encore à leur recherche par une autre méthode rationnelle : je veux dire par l'histoire philosophique de l'Embryogénie de l'Homme. La contemplation de tout ce qui se passe dans l'Homme depuis le moment où le produit de la conception, jusqu'à l'époque de la parturition, et la comparaison de la Vie intra-utérine, avec la première année de la Vie humaine extra-utérine, nous amèneront à une nouvelle démonstration de la Doctrine Hippocratique, de la Doctrine de la Constitution de l'Homme. — La 6e représentation pittoresque est une simple invitation à étudier cette dernière méthode. Elle est tirée d'une des planches de l'*Anatomie de l'Homme*, de Charles ÉTIENNE, qui avait été imaginée et dessinée en France, avant les planches de VÉSALE. Au reste, cette figure n'a pas été faite d'après une intention anatomique, mais bien d'après le désir de rappeler l'importance de l'étude de l'Embryogénie par rapport à l'étude de la Dynamologie humaine.

La 7e composition est l'imagination pittoresque d'une synthèse de l'Homme conçue par un Prophète, avant l'idée d'HIPPOCRATE; dessin créé par B. PICART pour orner les *Discours de* SAURIN *sur les Événements de l'Ancien Testament.*)

CINQUIÈME LEÇON : Grossesse. — Naissance de l'Homme. — Histoire et théorie de l'accouchement, où il faut reconnaître des fonctions naturelles et des fonctions instinctives. — Commencement de la Vie extra-utérine. — Mise en action de l'Alliance des deux Puissances. — Distinction de leurs initiatives respectives. — Différence entre la naissance de l'Homme et celle de beaucoup d'animaux. — Développement de l'Âme Pensante dans les sensations et dans leurs résultats. — Éducation réciproque des deux Puissances dans leurs coopérations. — Principe de propension mimique instinctive, comparé avec le désir d'imiter, sources différentes de ces deux tendances. — Importance de la propension mimique.

(La composition pittoresque N° 8 présente, au premier plan, la *Naissance de St Jean-Baptiste*, de STRADAN ; au second plan, un chevreau qui vient de naître, et qui déjà se dirige spontanément vers les substances qui doivent le nourrir ; fait qui nous instruit de la supériorité de l'Instinct bestial sur l'Instinct humain. C'est un souvenir d'une observation expérimentale de GALIEN.

Le N° 9, qui doit rappeler le penchant mimique instinctif d'origine vitale analogique, et non identique avec le penchant à l'imitation dont l'Ame humaine est douée, est une scène assez récente, où l'on voit les jeux d'un certain nombre d'enfants libres, qui, réunis dans une salle vaste de récréation, et profitant de l'absence du Maître, se livrent aux actions dont ils ont été témoins, et qu'ils répètent sans en connaître ni le but ni l'esprit.)

SIXIÈME LEÇON : Raisons pour lesquelles la suite des Leçons ultérieures ne sera pas la même que celle des sujets représentés dans le Tableau collectif. — La Vie humaine est composée de phénomènes hygides, et de phénomènes pathologiques entremêlés. — Ces phénomènes sont des *épisodes* de l'épopée humaine : vraie signification du mot *épisode*. — Série des phénomènes hygides. — 12e Représentation. Adulte. Variétés dans les formes. — Beauté esthétique ; beauté médicale. — Laideur médicale. — Complément de l'Homme. — Individu incomplet quand l'éducation externe n'a pas été suffisante. — Histoire d'ENDYMION. — Mention du parallèle des deux Puissances. — Principe des *indiscernables* dans l'Ordre Métaphysique. — Cours de la virilité et son terme. — TATIUS : son histoire. — Conjectures sur le caractère de son Dynamisme. — Apparence de l'unité du Dynamisme jusqu'à la culmination de la Vie de l'Homme ; démonstration de la Dualité par l'histoire de la vieillesse, et de la mort sénile.

(Dans cette Leçon où se trouvent de grands exemples des Lois de l'Alliance des deux Puissances du Dynamisme humain, et où il est aisé de distinguer l'éducation vitale, l'éducation intellectuelle, l'éducation mixte, on peut observer deux compositions pittoresques : 1° l'*Endymion* de GIRODET, où l'on doit remarquer une éducation mixte, où la partie intellectuelle a trop dominé, eu égard à la situation de l'individu ; 2° le *Tatius*, du tableau des Sabines de DAVID, où l'éducation paraît avoir été plus conforme à la destinée de ce Prince. Il semble s'être conduit, sous le rapport des Sciences, comme MARC-AURÈLE s'est conduit d'après les conseils de RUSTICUS, un de ses Maîtres (1).)

SEPTIÈME LEÇON : Après la virilité, le commencement de la vieillesse. — Premiers signes. — Le public, et bien des Écoles, méconnaissent le principe de la Dualité du Dynamisme humain. — Ils professent que, dans la vieillesse, tout vieillit également, la Force Vitale et l'Esprit. — Livre que j'ai écrit contre cette erreur. — Le N° 24, qui est le portrait de THÉOPHRASTE publiant ses *Caractères*, à 99 ans, est une réfutation de ce préjugé. — Après la preuve de l'agérasie de l'Ame pensante, raisons pour faire voir qu'il n'est pas aisé d'établir l'extinction de cette cause lors de la mort de la Force Vitale. — A l'occasion de la démonstration de la Dualité du Dynamisme humain, examen du sens complet de la définition de l'Homme, présenté par feu M. DE BONALD, le père.

(La composition pittoresque où se trouve le portrait de THÉOPHRASTE, est presque la répétition du frontispice d'une édition des *Caractères* de THÉOPHRASTE et de LA BRUYÈRE. Ce frontispice, composé par DE SÈVE, représente le Philosophe Grec

(1) Pensées de l'Empereur MARC-AURÈLE-ANTONIN, traduites par M. DE JOLY ; Chap. I. VIII.

assis, obligeant la Dissimulation personnifiée à quitter son masque. — Pour conserver le souvenir des cas nombreux où l'on a vu l'Intelligence rester entière jusqu'à la consommation de la mort, la 26e composition pittoresque de mon Bouclier d'ACHILLE médical, est la *Communion de St Jérôme*, d'après le tableau ainsi désigné du DOMINIQUIN.)

HUITIÈME LEÇON : (Avertissement préliminaire : la Physiologie Médicale est la connaissance de toute la Nature Humaine, considérée comme Cause de tous les faits, hygides et morbides, de la Vie.) — Le Dynamisme humain considéré sous le rapport de la Maladie dont il est atteint. — Une des Puissances peut être malade ou infirme pendant que l'autre est saine et prospère. — C'est une grande preuve du principe de la Dualité. — Faits. — 1° Dans certains cas d'idiotie, la Puissance psychique est infirme, et la Force Vitale prospère. — 2° Force Vitale infirme ou malade, tandis que l'Ame ne produit aucun témoignage d'infirmité ni présente ni passée. — Pied-bot. — Nain. — M. DUCORNET. — Outre les preuves de la Dualité, proposition doctrinale : que le Dynamisme peut avoir en lui, pendant l'acte de sa formation, le principe de ses imperfections, de ses défectivités, et de ses affections morbides, sans influence extérieure; proposition qui est en opposition avec les prétentions de VAN HELMONT et de BROUSSAIS. (Les matières postérieures à ces mots du présent titre, mis à la tête de la 8e Leçon, ont été omises lors de la composition. — Pour exemples pittoresques du contraste des deux Puissances d'un même Dynamisme, où l'Ame pensante n'a jamais cessé d'agir normalement depuis le premier moment de son existence, et où la force Vitale s'est montrée affectée de penchants pervers dans ses premières fonctions plastiques, lorsque l'individu était soustrait aux causes morbides du monde extérieur, et que son instrumentation subissait les formes de l'embryopoïèse, la représentation du No 10 nous offre : 1o un pied-bot congénialement tel, de Rome, copié par RAPHAËL ; 2o le portrait d'un Nain célèbre du XVIIIe siècle, distingué par ses talents pour la Mécanique ; 3o celui d'un Peintre aussi remarqué aujourd'hui par son habilité que par le malheur qu'il a d'être venu au monde sans extrémité supérieure, et de n'avoir pour exercer ses volontés que deux jambes munies de leurs pieds, et attachées au bassin. — Ces faits ont été l'occasion de raisonner sur l'origine de la notion du Fatalisme.)

NEUVIÈME LEÇON : Définition du mot *Affection* en Psychologie et en Pathologie. — Parallèle entre la Passion morale et l'Affection morbide.

— Critique de l'article *Affection* du Dictionnaire de Médecine de NYSTEN. — Explication du 11e sujet du tableau : prévision d'une hémorrhagie par GALIEN. — Explication de la gravure de LUYKEN, intitulée : AGAR et ISMAËL. Critique de l'article *Asphyxie* de NYSTEN.

(En ce lieu se rencontrent les idées qui avaient été annoncées prématurément à la fin du titre de la Leçon précédente. C'est ici que se trouve la vraie définition de l'*Affection* en Pathologie, et la philologie du langage qui s'y rapporte. — Dans cette Leçon, il s'agit des Maladies Métasyncritiques, qui sont des fonctions pathologiques salutaires. Elles sont l'expression de l'Affection médicale qui tend à *récorporer* convenablement le système. Cette vérité anthropologique a été attachée à la composition pittoresque No 10. Le sujet, tiré des ornements historiques du frontispice d'une édition des Œuvres complètes de GALIEN, publiée à Venise en 1625, par les JUNTES, est la représentation d'un événement qui se passa dans la pratique médicale de ce grand Médecin, et qu'il a raconté lui-même : il s'agit d'un diagnostic et d'un pronostic très-justes, sur un homme atteint d'une synoque violente qui effrayait les Médecins ordinaires, malade qu'il rassura fort à propos par la détermination de la nature de la cause, et par la prévision d'une crise favorable. GALIEN fut assez heureux pour que la prophétie s'accomplît en présence de Confrères rivaux et incrédules.

A cet exemple d'une maladie évidemment médicatrice, on voit dans la chambre du malade le tableau d'un cas de syncope salutaire : le sujet est un enfant qui tombe en défaillance par cause de soif, de fatigue et de souffrance. Entre de pareils sujets, j'ai préféré l'histoire d'AGAR et d'ISMAËL ; la composition de LUYKEN m'a paru la plus propre à figurer le fait, dans les circonstances exprimant le plus convenablement ma pensée médicale.)

DIXIÈME LEÇON : Continuation de la critique de quelques définitions énoncées dans le *Dictionnaire de Médecine* du Docteur NYSTEN : Asphyxie n'est point une *apnée* ; — Suffocation , πνὶξ , mal à propos confondue avec l'Asphyxie ; — Syncope et Mort-apparente ne sont pas l'Asphyxie , mais l'Asphyxie en est un symptôme infaillible. — La Mort-apparente étant devenue *Adeia*, peut être salutaire. – Division des Maladies considérées comme des manifestations caractéristiques des Affections morbides. — Étude des causalités dans la Pathologie. — Définition des *Maladies Nerveuses*.— Exemples de ces maladies. — Coup d'œil critique sur les *névroses* de CULLEN et de PINEL.

(Après avoir caractérisé les *maladies nerveuses*, nous en avons groupé quelques exemples dans la 13e représentation : on y remarquera un opisthotonos chronique, et une photophobie essentielle ; maladies qui ont été peintes d'après nature par les soins de MONTGERON, historien du *Cimetière* de *St-Médard* ; plus une hallucination, tirée de l'Histoire des Sorciers, du Père DE GIRALDO.)

ONZIÈME LEÇON : Question : N'y a-t-il pas des Maladies Nerveuses qui sont médicatrices ? Exemples. — Maladies *Corruptives*. Explication de cette expression. — Dyscrasies. — Maladies Corruptives humorales. — Maladies Corruptives des solides. — N° 14 : exemples, pour les maladies Corruptives humorales : ascite ; fièvre jaune ; — pour celles des solides : un JOB polypathe, chez qui sont réunis : plique, léontiasis, cancer, loupes diathésiques, varices confluentes ou *fongus hœmathodes*, dragonneau.

(La composition pittoresque du N° 14 présente trois figures : 1° la femme hydropique, d'ALIBERT ; 2° un homme atteint de la fièvre jaune, tiré des planches publiées par feu PARISET ; 3° un malheureux pareil au *Job* de RAFFET, sur lequel sont représentés les symptômes visibles d'un assez grand nombre de maladies, tirés de diverses figures publiées depuis le commencement du siècle courant. — J'ai désiré qu'on n'omît pas le souvenir de la *Zoopoïèse*, affection morbide qui se présente sous différentes formes.)

DOUZIÈME LEÇON : La fiction de mon JOB est une occasion de faire sentir aux Élèves la nécessité d'étudier la Nosographie. — Parallèle de la Coïncidence et de la Complication, dans les Affections des deux Puissances chez un même individu. — N° 16 : empoisonnement : mode morbide de la Force Vitale. — Que l'empoisonnement ne suppose pas désorganisation. — Idée capitale de l'empoisonnement. — Quand il y a dose suffisante, le poison est cause efficiente ; — sinon, cause occasionnelle. — Affections spontanées qui peuvent imiter l'empoisonnement. — Mort de GERMANICUS. — 1° Sidération mortelle par miasme épidémique ; — 2° par affection morale ; 3° mort par inanition. (La représentation du n° 16 est la *mort de Germanicus*, par POUSSIN. — N° 17 : *sidération* telle qu'on la voit souvent dans les grandes épidémies ; celle-ci a été tirée d'une des *Plaies de l'Égypte*, de Jean LE PAUTRE. — Dans le même encadrement, sidération par une crainte terrifiante : mort d'ANANIE, par RAPHAËL. — Au-dessus de la figure de LE PAUTRE, se trouvent des délinéaments d'un autre sujet, qui n'a pas été séparé, comme il devait l'être, de la sidération par affection épidémique ; ce sujet est la mort de *deux enfants d'Ugolin*, qui ont péri de faim. Le père vit, et il entend les mots si déchirants que le DANTE met dans la bouche de celui des fils qui vit encore.)

TREIZIÈME LEÇON : Récapitulation des Maladies qui ont eu leur source affective dans la Force Vitale seule. — Maladies provenant d'instincts vicieux qui menacent la Raison ou la Morale. — Les maladies de cette famille sont mises, à tort, dans la catégorie des délires. — SAUVAGES même est tombé dans cette faute, parce qu'il s'est éloigné de l'idée de la Dualité du Dynamisme Humain. — Morosophies : — 1° Morosophies où l'Ame est toujours triomphante ; — 2° Psychomachie : Histoire de SAÜL ; — 3° Morosophie avec mépris pour l'Humanité, et prédilection pour les jouissances sensuelles : Mythe de SALMACIS ; — penchant homicide ; — odaxisme de l'enragé ; — 4° Hallucinations : cauchemar épouvantable ; — 5° Vision par remords : ORESTE.

(L'idée capitale de cette Leçon étant d'établir les Maladies Instinctives en tant qu'elles menacent l'Ame pensante, encore saine, et tendent à corrompre sa raison et son affectibilité, j'ai fait en sorte de fixer cette vérité anthropologique sur des représentations de faits d'où elle peut être déduite. — En mémoire d'une antipathie primitivement jalouse, souvent comprimée par une raison supérieure, et presque aussi fréquemment triomphante d'une volonté vertueuse, j'ai voulu rappeler une histoire apprise dans l'adolescence, et dans laquelle on remarque diverses formes d'une Psychomachie trop peu étudiée par les Médecins. J'ai choisi pour le N° 18 des sujets pittoresques : SAÜL, sortant d'un accablement extrême causé par un accès de Psychomachie, et revenant au calme, grâces à l'influence que le jeu de la harpe de DAVID exerçait sur lui. Cette composition est tirée d'un tableau de GROS. — Pour exemple d'un trait de Morosophie où une Ame se livre au vice volontairement, préférant le plaisir à la vertu, quel que puisse en être le résultat, j'ai présenté l'acte de Nymphomanie de SALMACIS, en me servant d'un dessin de LE BARBIER l'aîné ; je l'ai mis dans le N° 20. — La fureur sans délire, poussée au meurtre, est représentée dans le N° 21, qui est une composition de FRAGONARD, le père. — Un troisième exemple d'une Morosophie où l'Instinct l'emporte sur la Raison, quoique l'Ame n'ignore point la règle, peut être tiré de l'odaxisme d'un enragé, qui obéirait à la propension de sa maladie, au mépris de l'humanité : quelques coups de pinceau jetés sur le N° 21, et extraits d'un Essai de Sofia GIACOMELLI, pourraient servir à conserver cette réalité pathologique. — Les Hallucinations proprement dites, et très-distinctes des *Visions* symptômes du Délire, ont été présentées ici dans deux circonstances spéciales. Dans le N° 23, on voit un vieillard qui, en dormant, éprouve un songe épouvantable. Dans le N° 22, on voit ORESTE succombant à l'horreur de l'Hallucination que les accès de son remords lui causent, et PYLADE qui le soutient. Ce sujet est tiré d'un des *Monuments* de WINCKELMANN.)

QUATORZIÈME LEÇON : *Insipientia.*

(Nosologiquement parlant, ce titre aurait dû être *Insipientiæ*, comme désignant collectivement une famille dont tous les membres peuvent porter individuellement ce nom. — L'idée essentielle de la Leçon était de distinguer les Affections morbides de l'Ame pensante d'avec les Affections Instinctives de la Force Vitale. — Dans les Passions, il y a certains modes morbides de l'Ame pensante dont je dois parler ailleurs : je me bornais ici à porter l'attention de mes Élèves sur les Affections psychiques qui se manifestent par l'infirmité ou les altérations de l'Intelligence. La composition pittoresque du N° 25 est une presque copie d'une estampe moderne célèbre, dont l'auteur est M. KOLBACH, Peintre bavarois très-distingué. Le sujet de cette représentation est la réunion des Fous d'un Hôpital, dans un grand préau de la maison. Ces malheureux se présentent dans les attitudes et dans les actions qui peuvent le mieux caractériser leur maladie. D'après cette intention, je désirais que tous les genres d'*Insipientia* pussent être exprimés. Des convenances esthétiques n'ont pas permis sans doute à l'Artiste de mettre dans cette scène des insensés propres à inspirer ou de l'horreur ou du dégoût. Plus occupé de la Science que du bel-art, j'ai désiré qu'on insérât dans cette assemblée un furieux, et l'idiot de PINEL. Il est possible que cette addition ait nui à la composition, qu'elle ait été faite sans aucun succès, et que je ne puisse être pardonné que par mon intention.)

QUINZIÈME LEÇON : Que l'union et la hiérarchie de la Science et de l'Art sont comme celles du père et du Fils.

(Cette proposition, ailleurs et ici fondée sur le raisonnement, est pittoresquement exprimée par une grisaille qui forme un tableau séparé de mon Bouclier d'ACHILLE Médical. C'est une copie en grand d'une jolie gravure de D. MAROT. Le sujet est la représentation d'un trait de l'Histoire Romaine, ou pour mieux dire, d'une légende dont les dessinateurs ont fait leur profit : ESCULAPE transformé en une couleuvre, amené d'ÉPIDAURE par des Ambassadeurs Romains, arrive dans le Tibre, un jour à l'aurore. Au moment où le navire approche de l'île du fleuve, le Soleil se lève, et en même temps le Serpent se redresse et paraît saluer l'astre. Il est aisé de voir une entrevue et une entente mutuelle du père APOLLON et d'ESCULAPE son fils. Comme ce dernier est venu pour dissiper une épidémie qui ravage Rome, le Praticien vient recevoir l'inspiration ou les instructions chez celui à qui il doit l'existence, c'est-à-dire à l'emblème de la Science. L'Artiste avait fait de cette histoire un éloge allégorique du Ministre Colbert. La ressemblance qu'il y a entre le nom de ce grand personnage, et celui de l'animal (*coluber*) que l'Antiquité avait regardé comme le symbole d'Esculape et de sa profession, a pu lui fournir l'idée de cet Apologue. Apollon, le Soleil, le Père et toujours le Maître d'Esculape, fut Louis XIV; le Serpent, pièce principale des armes de Colbert, fut l'homme d'État qui, créé et dirigé par ce grand Roi, était devenu le Médecin des maux politiques et administratifs sous lesquels la France succombait. — J'ai rendu au récit et à la composition pittoresque une Ame emblématique plus rapprochée de l'Histoire. La composition est médicale, et la relation des deux divinités, symboles et de la Science et de l'Art, exprime un précepte capital de notre Enseignement. On a pu voir, dans la Préface, quel est le sens suivant lequel la Théorie a la préférence sur l'Expérience.)

FIN.

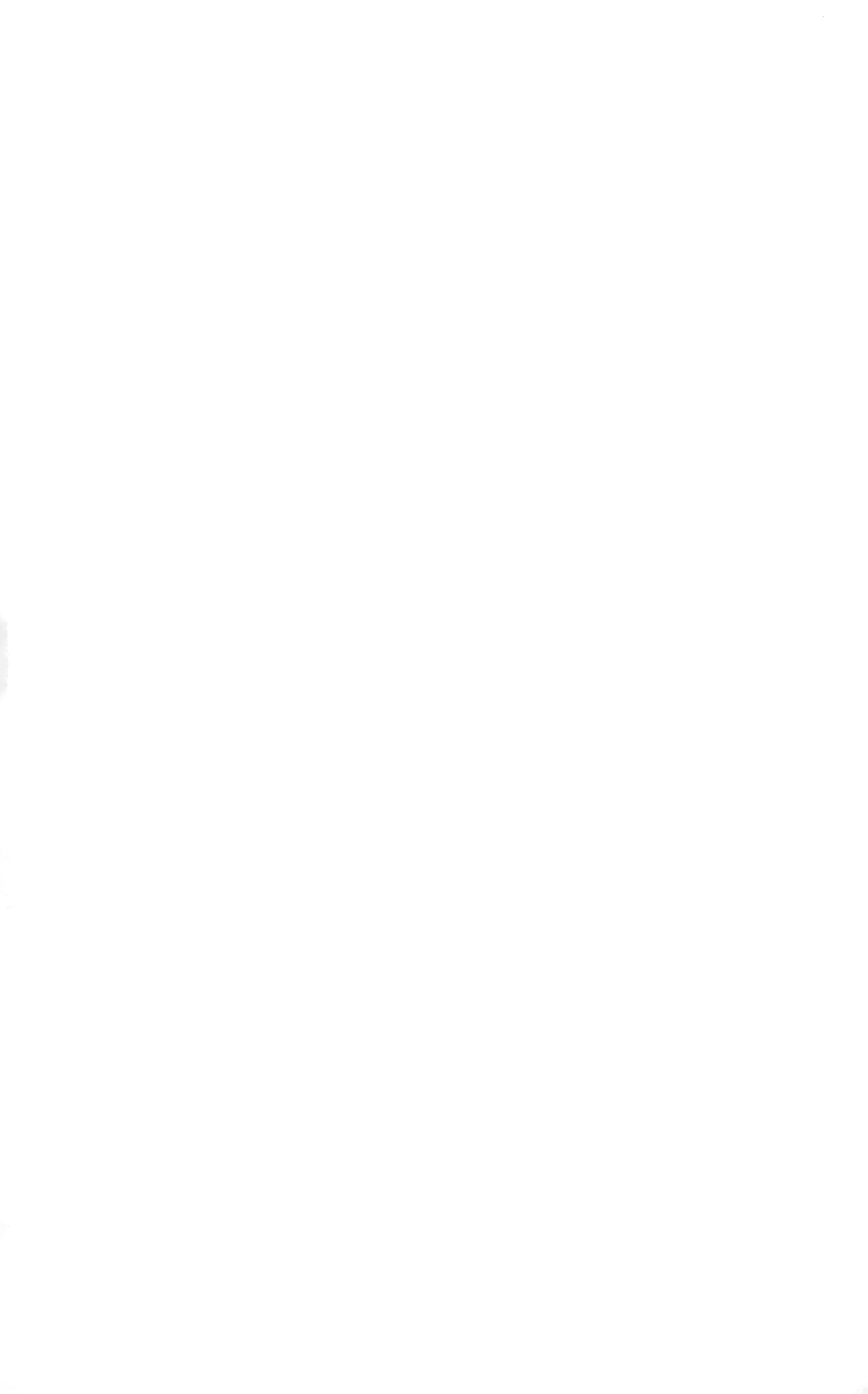

www.ingramcontent.com/pod-product-compliance
Ingram Content Group UK Ltd.
Pitfield, Milton Keynes, MK11 3LW, UK
UKHW021057200726
13857UKWH00003B/975

9 782012 889774